SUPÉRIORITÉ

DES

ÉMISSIONS SANGUINES

DIRECTES

DANS LE

TRAITEMENT DES AFFECTIONS UTÉRINES.

SUPÉRIORITÉ
DES
ÉMISSIONS SANGUINES
DIRECTES
DANS LE
TRAITEMENT DES AFFECTIONS UTÉRINES,

PAR

CLÉMENT OLLIVIER (D'ANGERS),

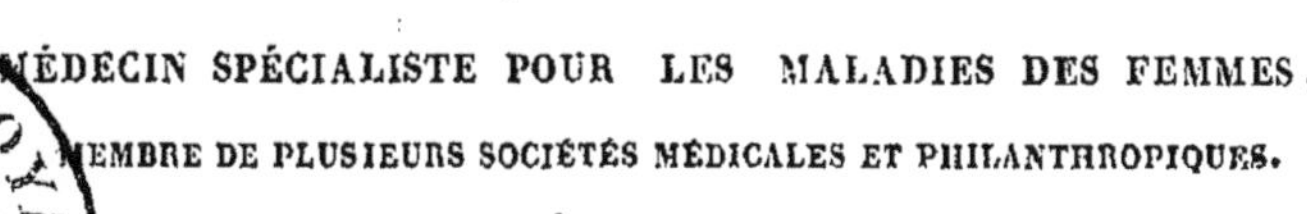

MÉDECIN SPÉCIALISTE POUR LES MALADIES DES FEMMES,
MEMBRE DE PLUSIEURS SOCIÉTÉS MÉDICALES ET PHILANTHROPIQUES.

PARIS,
GERMER-BAILLIÈRE, LIBRAIRE-ÉDITEUR,
17, RUE DE L'ÉCOLE-DE-MÉDECINE.

1847.

TYPOGRAPHIE SOUPE, 18—20, PAS. DU PONCEAU.

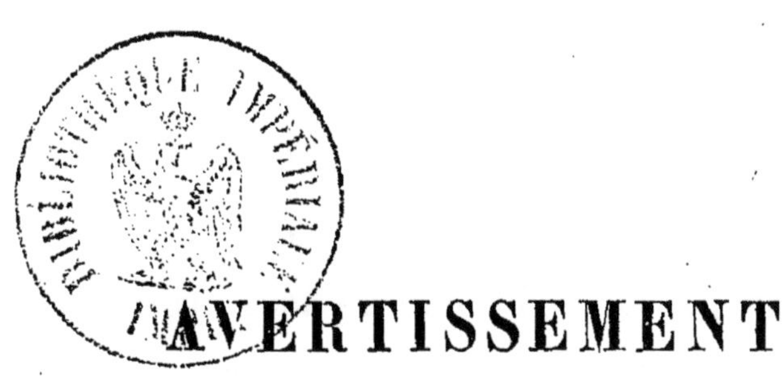

AVERTISSEMENT

DE L'AUTEUR.

Mon intention avait été de faire un travail beaucoup plus étendu et qui enveloppât largement la question de toutes les maladies des femmes ; mais j'ai compris que pour traiter une question aussi sérieuse à mon point de vue, qui renverse entièrement les théories anciennes de la pathologie des femmes, il fallait d'abord que mon nom fût plus connu et que je fusse en mesure d'offrir au public médical des faits plus nombreux que ceux que je possède aujourd'hui ; car la vérité ne peut se faire jour qu'à travers des preuves authentiques et multipliées.

J'ai donc ajourné une tâche si difficile et pourtant si utile, me réservant toutefois d'éclairer la question par la publication de mes observations adaptées à des raisonnements simples et concluants à mesure que l'occasion s'en présentera, espérant qu'à force de travail et d'efforts je parviendrai à fixer l'attention du public médical sur cette matière. Si je puis parvenir à atteindre ce but, peut-être alors l'occasion sera-t-elle favorable pour aborder convenablement mon sujet.

J'ai renfermé dans ce mémoire des faits qui viennent appuyer mes travaux antécédents, soit sur l'influence des maladies utérines sur les maladies mentales, mémoire entièrement oublié aujourd'hui et pourtant si précieux ; soit sur mes deux autres mémoires sur les descentes de l'utérus. Toutefois, je n'ai emprunté pour celui-ci aucune observation à mes anciennes publications.

Je n'ai aventuré aucune assertion sans l'appuyer de raisonnements et de faits concluants ; j'ai donc rassemblé dans ce petit volume tout ce qui est capable d'attirer l'attention des praticiens sur la grave question au succès de laquelle j'ai consacré mon avenir médical; toutefois, j'ai pensé qu'un travail susceptible d'exposer ainsi d'une manière claire, nette et précise aux yeux des praticiens tous les points sensibles d'une question sérieuse valait mieux qu'un travail dont la longueur et le volume ne permet pas toujours de saisir tout le sens et toute la valeur.

Les observations détaillées dans mon travail ont été puisées par moi parmi les faits les plus remarquables et les plus concluants qui se sont présentés dans ma pratique, qui déjà date de douze années. Toutefois, comme j'ai été retenu longtemps hors Paris, j'ai moins insisté sur des faits dont l'authenticité serait plus difficile à vérifier. Je n'ai du reste pas cité une observation qui ne vînt appuyer une assertion sérieuse.

En passant en revue toutes les affections susceptibles d'obtenir les bienfaits de la méthode des émissions sanguines directes, je n'ai point parlé de celles ayant atteint déjà le degré de dégénérescence des tissus. Ces sortes d'affections ne peuvent permettre l'établissement d'aucune règle invariable dans le traitement; elles présentent trop de considérations dont on ne peut s'écarter et dont avant tout il faut toujours tenir un compte exact. D'ailleurs, en faisant prévaloir l'avantage des émissions sanguines directes, j'ai dû faire ressortir les cas où elles pourraient être couronnées d'un succès complet, et laisser entrevoir à la sagesse des praticiens ceux dans lesquels ils pourraient s'en servir comme auxiliaire ou complément d'un traitement moins régulier et contre des affections plus graves ou désespérées. Une méthode ne peut être adoptée de suite dans tout son ensemble, chaque praticien l'adapte à son expérience, à son propre jugement et en tire le parti que lui inspirent la sagesse et la raison. C'est ainsi que j'ai adapté la méthode des émissions directes à la cure des descentes utérines, considérées par moi comme résultat infaillible des engorgements; c'est ainsi que j'ai adapté cette même méthode au traitement des affections ovariques, jusqu'ici abandonnées à l'empirisme comme tout ce qui regarde les maladies des femmes; c'est ainsi, enfin, que cette méthode m'a conduit à guérir les folles chez qui une affection de l'utérus s'opposait au libre écoulement du flux menstruel, et certes je croirai avoir rendu à la science un immense service si je puis parvenir à fixer l'attention des praticiens sur ces trois points.

Je me suis efforcé de prouver dans ce travail que les maladies des femmes n'avaient de salut que dans le rationalisme médical, qui doit servir de base à toute bonne médication, et qui a toujours guidé ma thérapeutique, couronnée de succès si brillants et souvent si inespérés dans cette branche de l'art.

Disons donc et répétons à satiété, jusqu'à ce que nous puissions nous bien faire comprendre de tout le corps médical, que la théorie du rationalisme dans le traitement des affections des femmes est admirablement secondée par les résultats et l'expérience des faits, et conduit le praticien à l'infaillibilité ; car le jeu physiologique mensuel qui s'opère dans l'économie de la femme étant purement mécanique ne peut être combattu que par des moyens basés sur le jeu raisonné de ce même mécanisme.

Ce principe bien posé, il ne s'agira plus que de prouver que cette théorie est praticable ; or, les faits font preuve, et c'est par des faits que j'établirai mes preuves.

SUPÉRIORITÉ

DES

ÉMISSIONS SANGUINES

DIRECTES

DANS LE

TRAITEMENT DES AFFECTIONS UTÉRINES.

Malgré les progrès immenses imprimés à la médecine par l'anatomie pathologique, on a lieu d'être désespéré de voir la science du diagnostic si arriérée pour ce qui regarde les maladies des femmes ; mais l'on doit s'étonner davantage encore en voyant la thérapeutique si mal appliquée à cette branche de notre art.

Ce malheur vient du peu d'attention qu'apportent les médecins dans ce genre d'étude, de la difficulté qu'ils y rencontrent et de la mauvaise direction qui leur est donnée par les cliniciens, qui refusent à cette branche de la médecine les secours du rationalisme, qui pourtant là plus qu'ailleurs peut manifester sa puissance bienfaisante.

Les praticiens devraient se bien pénétrer d'une chose, c'est que toutes les indispositions chez les femmes naissent d'un dérangement ou d'une modification quelconque dans les fonctions des organes génitaux, fonctions qui dans ce sexe sont le régulateur de la santé. Il est donc du plus haut intérêt de faire une étude particulière des maladies sexuelles des femmes, et cela bien posé, du reste, l'observation minutieuse ferait entrevoir tous les phénomènes morbides sous un autre point de vue, et modifierait profondément la thérapeutique en fixant davantage l'attention des praticiens sur les phénomènes sympathiques qui se rencontrent dans la pratique ordinaire et journalière.

La femme ne doit pas apparaître au médecin seulement sous le rapport physique, elle doit en outre être étudiée par lui sous le rapport moral ;

cela est si vrai que le praticien, pour arriver à un diagnostic positif, est forcé de s'identifier en quelque sorte avec le caractère et les goûts de la malade qui réclame ses soins, surtout s'il est appelé à traiter une affection grave. Or, il ne peut arriver à ce but qu'en acquérant la confiance la plus absolue de la patiente dont il doit avant tout étudier les penchants, les goûts, les habitudes et même les qualités et les défauts ; sans ces précautions, souvent indispensables, le praticien ne rencontrera que déceptions et mécomptes.

Il manque en médecine un bon ouvrage spécial sur les maladies des femmes ; le besoin s'en fait surtout sentir à cause de la mauvaise direction que reçoivent les étudiants à cet endroit de notre art.

En effet, les cliniciens des hôpitaux ne laissent entendre à l'égard des maladies des femmes que des principes plus ou moins éloignés du rationalisme. On ne peut s'habituer à traiter les affections utérines comme l'on traite les autres affections organiques.

Tant que l'on ne fera pas découler le traitement des affections de l'utérus du jeu physiologique de cet organe, on s'éloignera toujours de la méthode rationnelle qui convient à la médecine sexuelle des femmes.

L'étude physiologico-organique de la femme doit donc précéder l'étude de ses affections, si l'on veut trouver le moyen de la secourir dans les maladies nombreuses qui l'accablent.

Mais les praticiens sont encore loin de ce but. Parmi les professeurs, les uns ne rencontrent que squirrhes, cancers, dont l'instrument seul peut faire justice; les autres, plus désespérants encore, n'entrevoient qu'affections incurables, quelle qu'en soit la nature; enfin la plupart, au contraire, trop rassurants, et c'est le plus grand nombre, ne voient dans ces diverses affections que des accidents dont on doit attendre justice du temps. Les traitements doivent être à l'avenant. Ici, c'est la cautérisation ou l'excision, là, ce sont des moyens mécaniques pour soutenir un organe devenu incurable; là, enfin, on s'est arrêté à la médecine expectante, aidée toutefois des moyens mécaniques s'il y a lieu, car ils ne répugnent à personne.

Nulle part vous n'entendez surgir la voix de la raison, nulle part vous ne voyez adopter un plan sage et rationnel. La physiologie de la femme n'a jusqu'ici apparu aux praticiens que sous l'aspect d'un roman amusant. Personne n'a pensé à rattacher le traitement des affections nombreuses du sexe au jeu physiologique exposé dans ce roman.

Est-il vrai que la femme soit d'une nature physique et morale autre que celle de l'homme?... Oui, répondrez-vous. Eh bien! pourquoi ne pas faire une étude spéciale de cette nature si différente de la nôtre? Pourquoi ne pas appliquer dans le traitement de ces affections si communes la méthode rationnelle que vous appliquez avec tant d'art au soulagement d'autres organes moins importants?... Pourquoi ne pas apporter cette attention, ce raisonnement qui vous distinguent, dans le soulagement d'une organisation si frêle pour l'ordinaire?... L'empirisme n'a-t-il été conservé que pour les femmes? le rationalisme ne leur viendra-t-il jamais en aide?....

Selon moi, l'étude des maladies des femmes repose sur deux bases : l'étude pathologique extraite du jeu physiologico-organique sexuel, et l'inocuité des émissions sanguines directes. Je renverrai à un temps plus éloigné l'étude du premier principe, mais, en attendant, je prouverai par des faits nombreux la vérité de la seconde.

En ouvrant les ouvrages d'Hippocrate on s'aperçoit bien vite, je ne dirai pas du peu de progrès qu'ont fait les études des maladies de la femme depuis le père de la médecine, mais de la voie rétrograde dans laquelle elles sont engagées. C'est qu'Hippocrate était avant tout observateur profond, et que de nos jours l'empirisme s'est appesanti sur cette branche de notre art avec toute la persistance de la routine, et un fanatisme d'autant plus aveugle que la marche médicale a été plus rapide et plus glorieuse dans une autre voie.

Le traitement des maladies des femmes semble être réservé au spécialisme, d'où vient cela?..... Pourquoi tous les médecins ne traitent-ils pas ces affections si communes et qui influent sympathiquement sur toutes les autres affections qui se rencontrent chez la femme?... Ce seul fait n'indique-t-il pas suffisamment l'obscurité et toute l'incertitude qui règne encore sur cette branche, la plus essentielle de notre art. Je dis la branche la plus essentielle, car c'est celle qui veille à la reproduction de l'espèce et à la santé d'un sexe essentiellement faible et maladif, dont le médecin devrait se montrer le principal soutien, dans la vie pénible qui lui est réservée par le sort et la civilisation actuelle.

Si encore le spécialisme des maladies utérines s'exerçait avec discernement et subissait les lois sages du rationalisme?... mais interrogez cent femmes de la société, atteintes d'affections utérines, et assurément sur cent cas de ces affections, il existera bien des genres; n'importe, si vous leur demandez quel traitement on leur a fait subir, toutes vous répondront: J'ai été cautérisée!..... — Et pourquoi avez-vous été cautérisée?... qu'a-t-on cautérisé?... — J'avais, répondent-elles, une ulcération. Or, ces ulcérations, si communes pour certains praticiens, ne se retrouvent plus pour d'autres, qui prétendent pourtant avoir d'aussi bons yeux, et qui, le plus ordinairement, ne trouvent à la place de ces prétendues ulcérations qu'une saillie légère de la muqueuse utérine, à travers le museau de tanche boursoufflé; chez d'autres, une érosion qui accompagne presque toujours l'engorgement utérin. Du reste, chaque praticien a son mode de traitement déterminé et mis en réserve pour en faire l'application à toutes les affections indistinctement. Les plus habiles joignent à cela l'emploi intérieur de l'iodure de potassium, dont je suis loin, du reste, de récuser les bons effets dans certaines affections, mais dont pourtant on a prodigué l'usage au point de faire douter de ses effets. Disons toutefois en passant que ce médicament ne peut convenir que lorsqu'il est employé contre des affections nées d'un vice scrofuleux ou tout au moins lymphatique, mais il ne peut qu'être extrêmement nuisible chez certains sujets où domine une diathèse inflammatoire et chez ceux d'un tempérament sanguin; il ne pourra donc convenir dans toutes les affections utérines, dont beaucoup revêtent le type inflammatoire, et c'est pourtant assez souvent dans les engorgements indurés qu'il est administré; il est vrai aussi que ces sortes d'affections sont le plus communément confondues avec le squirrhe par les praticiens du premier ordre.

Cependant, si les spécialistes emploient des moyens empiriques, la majeure partie des médecins ordinaires n'agissent pas plus sagement en abandonnant à elles-mêmes les plus graves de ces affections, alors qu'elles pourraient si bien guérir sous l'influence du rationalisme. Toutefois, pensent-ils peut-être agir plus sagement, ceux-là qui abandonnent ainsi les maladies utérines aux seules ressources de la nature, que de reconnaître l'utilité, incontestable pour le plus grand nombre, de tout l'arsenal honteusement étalé dans les boutiques des bandagistes; je veux parler des pessaires, éponges, ceintures hypogastriques et mécaniques de toutes sortes.

En 1835, l'honorable docteur Duparcque, en

réponse à une question posée par la Société médicale de Bordeaux, publia un travail qui lui valut le prix proposé. Si cet ouvrage eût été appuyé de l'autorité qu'apportent toujours de bonnes leçons cliniques, s'il avait été compris et médité par tous les praticiens sensés, sa destinée eût été de renverser toutes les vaines théories admises encore aujourd'hui sur cette matière ; mais cet excellent travail, qui doit servir de base à un Traité complet des Maladies de la femme, avait à lutter contre les doctrines empiriques de nos cliniciens spécialistes, dont les leçons deviennent si faciles à saisir en simplifiant toutes les diverses affections, dont l'unique traitement se réduit à la cautérisation ou à l'excision.

Plus heureux que beaucoup d'autres, et déjà imbu des principes énoncés dans l'ouvrage de M. Duparcque, principes que j'avais puisés dans les leçons particulières de mon premier maître, M. Ouvrard d'Angers, et dans celles de mon vénérable bienfaiteur, M. Récamier, je fis de ce travail une étude attentive, et bientôt je fus à même d'expérimenter par moi-même cette méthode si simple, si rationnelle et si féconde en résultats heureux.

J'entrais à peine dans la vie médicale que déjà j'avais remarqué l'influence immense des affections utérines sur les maladies mentales, et dès 1835, je rapportais dans un mémoire quelques observations à ce sujet.

Une circonstance assez remarquable m'avait conduit à ces observations. Depuis vingt-cinq ans, une femme, folle furieuse, était enchaînée dans un cabanon de l'hospice des folles d'Angers; cette femme éprouvait ou avait éprouvé pendant l'époque de sa vie utérine des exacerbations à chaque époque menstruelle, et l'état furieux où elle se trouvait alors avait déterminé l'administration à la tenir constamment enchaînée. Depuis qu'elle avait atteint son âge critique, un grand calme était survenu dans sa vie habituelle; enfin, un matin, la femme de service trouva cette malheureuse entièrement rendue à la raison et pleurant amèrement sur l'état pitoyable où elle se trouvait, après une vie de vingt-cinq ans passée sans avoir une seule fois compris son malheureux sort.

Ce fait m'impressionna vivement, et je fus conduit à remarquer chez les autres femmes de mon service qu'à chaque époque menstruelle elles éprouvaient ce qu'avait éprouvé autrefois la malheureuse Jamain ; mais j'ignorais encore le moyen de traiter les affections utérines. Toutefois, sous la prescription de mon digne professeur, je calmais ces malheureuses par les saignées révulsives du bras, les sangsues aux aines, mais je regardais les saignées du bras comme exerçant leur action plutôt sur le cerveau que sur l'utérus. Ce n'est que plus tard, en 1835, après la lecture du livre de M. Duparcque, qu'ayant eu à donner mes soins à plusieurs femmes devenues folles à la suite de couches par la suppression des lochies, j'obtins leur guérison rapide en dégorgeant l'utérus par les émissions sanguines directes.

L'influence de la menstruation sur l'économie a été mentionnée en 1840 par un travail remarquable de M. le docteur Brière de Boismont, présenté à la Société de médecine de Paris et rapporté par la *Revue médicale*. Ce travail dénonçait aussi l'incontestable influence de la menstruation sur les maladies mentales.

Si les affections utérines ont une si grande influence sur les maladies mentales, combien ne doivent pas être pernicieux ces traitements empiriques, et surtout ces douches froides, qui ne peuvent tendre qu'à déterminer une révulsion générale, bien fatales dans cette circonstance. Aussi, combien de ces malheureuses seraient guéries par un traitement convenable et rationnel.

PREMIÈRE OBSERVATION.

Folie datant de neuf ans, exacerbation à chaque époque menstruelle, engorgement utérin. Traitement par les émissions directes. Guérison de la folie par la guérison de l'affection utérine.

Mme Rides, fille de notre illustre physicien Amp...., sœur du célèbre professeur de littérature au collége de France, trente ans, d'une petite stature, d'un tempérament éminemment nerveux, d'une intelligence extraordinairement développée par une rare instruction, d'une imagination exaltée par des malheurs domestiques, ayant eu deux couches peu heureuses, fut envoyée par sa famille, en 1840, dans la petite ville d'Arpajon, pour y jouir des bienfaits de la campagne. Depuis plusieurs années, Mme Rides était en proie à une exaltation mentale qui faisait dire à notre respectable professeur Récamier, qui affectionnait particulièrement la malade, que jamais elle ne guérirait.

D'après les conseils de M. Récamier, la famille ayant réclamé mes soins, je me rendis auprès de la malade le 1er juillet 1840. Je la trouvai dans une agitation extrême. Depuis plusieurs jours, me dit la femme chargée de veiller sur elle, il était impossible de l'arrêter; elle marchait jour et nuit et ne cessait un instant de pousser des soupirs et de se lamenter. Cependant, elle répondait à toutes les questions qu'on lui adressait, prenait part à la conversation pendant quelques instants, puis se mettait à parler de son père, et sur ce point elle divaguait. Elle prétendait que son père était en enfer, qu'elle-même était en enfer sur la terre, qu'elle y brûlait, et, pour prouver son assertion, elle montrait ses mains qui, en effet, étaient noircies par l'ardeur du soleil; quelquefois, ces idées extraordinaires se traduisaient par un désespoir dont l'aspect devenait déchirant.

La malade ne mangeait presque pas, allait difficilement à la garde-robe, avait le pouls dans une agitation extrême. D'après le dire de la malade, la menstruation était assez régulière, mais peu abondante, un écoulement vaginal, muqueux et abondant lui faisait dire qu'elle était atteinte d'une affection syphilitique.

La matrice, douloureuse au toucher, offrait un engorgement inflammatoire considérable. J'appris de la domestique que cette exaltation mentale augmentait à l'époque de la menstruation, et persistait pendant la huitaine qui suivait cette évacuation périodique. (Saignée du bras, six sangsues derrière chaque oreille ; calomel, 20 centigrammes chaque matin, bains entiers, injections d'eau de morelle, boissons rafraîchissantes, régime ordinaire, la malade ne mangeant que du lait.)

Le 2 juillet, la malade éprouve un peu de calme, il y a eu des déjections alvines qui ont soulagé la malade. (Le régime *ut suprà.*)

Le 4, application de dix sangsues au col de l'utérus et dans le conduit vaginal : cette application de sangsues produit un excellent effet. La malade redevient calme et semble comprendre le peu de fondement de ses idées bizarres. L'écoulement vaginal se trouve profondément modifié. La malade parle de son mari, qui comme elle est aliéné et retenu à Charenton ; elle tient des conversations suivies et ne divague plus qu'à de rares intervalles.

D'après ma prière et celle de la famille, M. Récamier s'étant transporté auprès de la malade, trouva comme moi qu'il n'existait aucune trace d'affection syphilitique, dont l'idée tourmentait d'autant plus la malade, que déjà on lui avait fait subir plusieurs traitements contre cette prétendue maladie. L'écoulement vaginal, reconnu pour une vaginite chronique, et déjà modifié par les sangsues, céda en quelques jours à la composition suivante, introduite au moyen du spéculum : (Fécule 250, calomel 30, céruse 60, belladone en poudre, 15.)

Ce mieux sensible se continua jusqu'au 20 juillet, qui approchait de la nouvelle époque menstruelle; alors, l'agitation recommença. Après l'écoulement menstruel, j'eus de nouveau recours à la saignée générale et locale. Au moyen des sangsues sur la matrice, je revins à ce dernier moyen jusqu'à entier dégorgement de l'organe, et j'eus le bonheur de voir apparaître les règles sans troubles nouveaux dans l'imagination.

L'exaltation de la malade ayant cessé, je conseillai à la famille de rappeler la malade auprès d'elle. Depuis ce moment, l'état de santé s'est maintenu jusqu'au moment où Mme Rides a succombé à une phthisie, quatre années après avoir reçu mes soins.

Ce fait est d'autant plus remarquable que la

maladie de Mme Rides était plus ancienne, ayant résisté à tous les traitements ordonnés par les maîtres de l'art et basés sur les règles ordinairement suivies en cette circonstance; mais ils avaient méconnu la cause du mal. En effet, l'engorgement utérin qui existait chez cette dame s'opposant au libre écoulement du sang menstruel, il en résultait à ces époques une sorte de pléthore qui réagissait sur le cerveau, lui-même atteint d'une affection du genre inflammatoire. Il ne faut pas perdre de vue que toutes les affections utérines qui revêtent la diathèse inflammatoire, impriment à tout l'organisme une modification bien sensible, qui se traduit par une sorte d'inquiétude, d'embarras physique et moral. Ainsi, sans regarder les affections utérines inflammatoires comme causes des affections mentales, on ne peut méconnaître la modification qu'elles apportent dans les idées à l'état sain, et, par conséquent, leur immense influence sur un cerveau atteint d'irritation ou d'inflammation, sans compter l'espèce de congestion qu'elles déterminent vers cet organe à l'époque menstruelle. D'ailleurs, si les époques menstruelles trouvent les femmes, bien portantes du reste, plus irritables, plus impressionnables, combien cette irritation, cette impression seront plus sensibles, alors que le cerveau et l'utérus seront malades et gênés dans leurs fonctions physiologiques ?...

Un écrivain distingué, M. VIDAL DE CASSIS, qui s'est occupé beaucoup des maladies des organes génitaux, a constaté que le varicocèle, qui gêne les organes génitaux de l'homme, apporte par cela même une modification profonde dans son moral ; combien les entraves toutes mécaniques apportées dans les fonctions physiologiques des femmes, par un engorgement qui s'oppose au flux menstruel, ne doivent-elles pas réagir davantage sur le moral de ce sexe déjà si facile à émouvoir ?...

En 1836, je publiai un mémoire intitulé : *Réflexions sur la descente de matrice, sur les avantages du traitement antiphlogistique local et sur les inconvénients des pessaires*. Ce mémoire, dont une partie seulement fut publiée dans la *Gazette médicale*, a paru aux rédacteurs du *Dictionnaire des Dictionnaires*, le plus susceptible d'éclairer le traitement de la descente de l'utérus.

J'ai de même, en 1838, publié une brochure intitulée : *Essai sur le traitement rationnel de la descente de l'utérus*, dans laquelle je résume toutes les affections qui peuvent donner lieu à cette affection, et leur traitement infaillible et méthodique.

Les principes énoncés dans cette brochure, appartenant en propre à l'ouvrage de M. DUPARCQUE, n'étaient consignés dans mon travail que pour appuyer le système qui lui servait de base. De nombreuses observations venaient ensuite prouver toute l'efficacité de mes moyens et la valeur de ma méthode, qui ne m'a jamais donné lieu d'enregistrer une seule déception.

Mais ma brochure, qui a reçu les éloges unanimes de la presse médicale, est restée en arrière comme toutes les vérités qui n'ont pas l'appui d'un grand nom. En vain me suis-je efforcé de prouver de la manière la plus péremptoire que la descente de matrice ne peut être guérie que par le dégorgement de cet organe; la vérité est restée avec mon livre enfouie dans la boutique du libraire, soit que mon système, combattant des idées reçues, ait paru trop excentrique, soit que mon nom n'éveillât pas assez l'attention des praticiens, toujours convaincus, du reste, que les pessaires sont seuls capables de guérir une infirmité dont ils ne recherchent nullement la cause, si facile à trouver. Aujourd'hui que neuf années sont venues appuyer par des succès soutenus, et sans déception aucune, la théorie énoncée dans ce livre, j'ai lieu de déplorer le peu de faveur qu'il a obtenue auprès des praticiens. Combien par sa simple lecture auraient trouvé la clef du traitement des maladies des femmes? Combien auraient renoncé depuis longtemps aux moyens empiriques qui sont exclusivement employés dans la pratique médicale?...

Je ne ferai point ici l'histoire de la méthode des émissions sanguines directes dans le traitement des maladies utérines, je renvoie pour cela au Traité publié en 1835 par M. DUPARCQUE. Cette méthode, soit qu'elle ait été mal employée, soit qu'elle ne l'ait pas été avec assez de persistance, semble avoir été rejetée comme inefficace ou dangereuse : comme inefficace, par les uns, parce que certaines affections ne cèdent qu'à de nombreuses applications de sangsues; comme dangereuse, par les autres, parce qu'ils s'imaginent qu'il doit inévitablement en résulter une hémorrhagie; or, jamais accident semblable ne peut résulter d'une application de sangsues convenablement faite sur le col utérin ou dans le cul-de-sac vaginal; mais en tout il est des règles à observer, et c'est sans doute l'ignorance de ces règles qui a pu nuire à la méthode que je préconise comme la seule efficace dans la plupart des affections de matrice.

La méthode des émissions sanguines directes, dans le traitement des affections utérines, découle du jeu physiologique de l'organe lui-même. En effet, si on se rend compte des fonctions de la matrice, de son influence sympathique sur toute l'économie ; si surtout on s'arrête aux causes nombreuses qui peuvent réagir sur cet organe et troubler ses fonctions si souvent répétées, on sera bien vite arrivé à la conviction que la plupart des affections qui le viennent frapper surviennent au moment de son état congestionnel ; or, qu'en peut-il résulter ?... Que peut-il résulter d'un spasme utérin qui survient au moment où cet organe et ses annexes se trouvent envahis par un molimen sanguin ? Que peut-il résulter de l'arrêt, dans les mailles du tissu utérin, du liquide qui l'engorge pendant l'écoulement lochial ?...

Maintenant, si l'on examine quelles peuvent être les causes qui peuvent venir exercer leur influence sur l'utérus à l'état de repos, on trouvera qu'elles sont à peu près nulles, et que les affections qui peuvent lui survenir dans ce cas ne peuvent venir que d'effets spécifiques.

Si donc nous arrivons à prouver que toutes les affections utérines surviennent pendant l'état congestionnel et fonctionnel de cet organe, nous arriverons bien vite à nous convaincre que toutes ces affections doivent consister en engorgements de ses tissus, d'une nature quelconque ; or, une fois convaincus de cette vérité, combien devra nous paraître précieuse la méthode des émissions sanguines directes, si elle est praticable ?...

Il ne reste donc qu'à prouver la parfaite innocuité de cette méthode par des observations convaincantes, et à établir les règles à suivre pour arriver à ce point capital. Posons d'abord ces règles.

Lorsqu'apparurent les premières observations de guérisons par la méthode des émissions directes, beaucoup de praticiens, effrayés à tort de la hardiesse des fauteurs d'une pareille doctrine, la condamnèrent sans même se donner la peine de la réflexion. A d'autres, cette méthode parut un tour de force en thérapeutique, et ils regardèrent ce prétendu tour de force comme ne devant plus se répéter. Observons toutefois, en passant, deux choses : la première, c'est que la plus grande majorité des médecins, non-seulement n'ont pas même de spéculum, mais n'ont jamais seulement vu cet instrument; la seconde, c'est que la plus grande majorité des médecins, comptant pour rien l'influence des affections utérines sur le reste de l'économie, négligent de diriger sur cet organe ou ses annexes son investigation. La plupart des médecins donc, méconnaissant la fréquence et l'importance des affections sexuelles des femmes, il n'est pas étonnant qu'ils n'aient pas pris au sérieux une méthode qui peut seule les guérir.

Parmi les médecins qui auraient pu se servir de la nouvelle méthode, ou qui, par spéculation ou entraînés par la clientèle, traitaient les maladies des femmes et par conséquent se servaient du spéculum, la plus grande partie, fidèle à des principes transmis par un nom trop célèbre à ce point de vue, rejeta bien loin des idées qui ne lui étaient pas enseignées par l'idole à la mode. La méthode des émissions directes se trouva donc abandonnée et rejetée en quelque sorte sans avoir même fixé l'attention du public médical; quelques rares praticiens voulurent toutefois en essayer, mais bien convaincus à l'avance du danger auxquels ils exposaient leurs clientes, ils ne marchèrent qu'en tâtonnant et le résultat fut nul; à quelques-uns, qui s'imaginent, sitôt qu'arrive un procédé nouveau, que l'essai n'en coûte rien, il arriva d'agir sans précaution, et les accidents vinrent leur apprendre qu'en tout il faut de la prudence, qu'en tout il y a des règles à suivre ; or, ces règles ne s'acquièrent que par la pratique : la prudence doit être la vertu innée du médecin.

Dans la méthode des émissions directes, tout est à observer, la plus petite indication ne doit pas être négligée, autrement on ne trouverait que mécompte là où l'on croyait arriver à coup sûr. Ainsi, il n'est pas indifférent de se servir de tel ou tel instrument, de même qu'il n'est pas indifférent de se servir de telles ou telles sangsues ; les indications sont essentielles à connaître, et toutes les affections utérines n'admettent pas, quoique nées sous l'influence congestionnelle et dues à un engorgement considérable, les émissions sanguines directes. Mais s'il est essentiel de connaître toutes ces indications et de s'y conformer, il est bien plus essentiel encore de déterminer l'endroit où doivent être apposées les sangsues, car c'est la négligence de cette indication qui a amené les plus grands mécomptes. En effet, on s'est imaginé qu'il ne s'agissait tout simplement que d'introduire un spéculum quelconque et de le gorger de sangsues, sans s'occuper de la direction que devaient suivre les sangsues. Expliquons-nous donc.

L'état inflammatoire aigu de l'utérus admet difficilement le contact des sangsues, et si cet organe reste ordinairement insensible à leur attaque dans une autre diathèse, il arrive assez souvent qu'à cet état, il en éprouve de vives douleurs, non que la piqûre des sangsues soit douloureuse, mais parce que leur succion détermine alors des contractions organiques qui sont toujours fâcheuses.

Ainsi, dans le cas de métrite aiguë, les moyens ordinaires devront toujours être mis en avant, et l'on ne devra recourir aux émissions directes qu'après la disparition des symptômes généraux, et alors qu'il restera un engorgement de l'utérus ayant résisté à la médecine ordinaire. Dans toute affection utérine, le médecin doit d'abord combattre la diathèse congestionnelle avant de recourir à toute médication directe.

Les choses étant à ce point, si l'on veut appliquer des sangsues, il faut avoir soin de se servir d'un petit spéculum conique n° 1 ; un plus grand deviendrait embarrassant, et la raison est que l'on ne doit jamais emboîter le col utérin. Si l'on néglige cette recommandation, une sangsue peut s'introduire dans le corps de l'organe ; et il faut savoir que si la piqûre des sangsues dans le cul-de-sac vaginal est insensible, il n'en est pas de même de la piqûre des sangsues dans le corps de l'organe lui-même, où elle peut développer des contractions et des douleurs intolérables, qui réagissent quelquefois sur tout l'organisme et produisent des lipothymies, des nausées et autres accidents nerveux, etc. Il est donc bien essentiel, lorsqu'on fait une application de sangsues, de garantir l'ouverture du museau de tanche, et par conséquent de ne livrer à leur succion que l'une ou l'autre lèvre du col utérin ou le cul-de-sac vaginal, où l'on rencontre le corps utérin lui-même, que l'on peut attaquer par cette voie.

Lorsque l'on veut dégorger le corps de l'utérus, l'on ne doit pas oublier que cet organe est doué d'une grande susceptibilité, et surtout qu'il est extrêmement facile de développer son état congestionnel; en effet, rappelons-nous qu'il suffit quelquefois d'un pédiluve pour faire apparaître le flux menstruel, que trois ou quatre sangsues, appliquées aux grandes lèvres, suffisent pour déterminer le même symptôme physiologique. Que sera-ce donc si on livre cet organe à la succion de nombreuses sangsues, et surtout de fortes sangsues, dont la morsure pénétrera profondément dans le parenchyme livré à leur voracité et étendra l'effet de cette succion au delà d'un organe si prêt à ouvrir les mailles de ses tissus au liquide qui tend à s'y précipiter? Ainsi donc, il faut que les sangsues soient petites et les plus petites possibles, afin que leurs piqûres soient superficielles, et que leur succion ne s'opère que sur l'utérus lui-même. Leur nombre devra être proportionné à l'étendue du mal que l'on doit combattre : si la personne que l'on traite est forte, s'il existe un état congestionnel assez fréquent chez les personnes affectées d'engorgements du genre de ceux qui s'opposent au libre écoulement des règles; l'application de sangsues devra être suivie d'une saignée de bras plus ou moins copieuse, selon l'état du sujet. Cette saignée, toujours en proportion des forces, devra être répétée, souvent, autant de fois qu'il arrivera d'apposer des sangsues, ne dût-on faire qu'ouvrir la veine. C'est alors la méthode des saignées révulsives unie à la méthode des émissions directes; mais il faut avoir soin de ménager les forces de la malade, et ne pas oublier que, pour obtenir une résolution bien complète d'un engorgement quelconque, il faut conserver aux organes une dose de réaction suffisante.

Si, au contraire, on a affaire à une personne faible ou affaiblie par la longueur d'un traitement ou par le mal, ce sera le cas d'employer de petites sangsues et en petit nombre, quitte à y revenir plus souvent; dans tous les cas, je ne dépasse jamais le nombre de huit.

Les émissions sanguines directes n'amènent pas de suite le soulagement qu'espèrent souvent les malades, et il arrive dans certains engorgements qu'à la troisième et même à la quatrième application de sangsues, quoique le dégorgement soit manifeste, la malade ne se sente pas soulagée. Cela arrive surtout dans les cas de métrite chronique avec induration, et surtout lorsque l'engorgement est ancien et douloureux; je dirai même qu'il arrive parfois que les deux ou trois premières applications de sangsues déterminent une certaine irritation due à un travail d'élimination qui s'opère dans les tissus parenchymateux de l'utérus, qui réagissent sur les produits anormaux qui s'étaient formés dans leurs mailles : toutefois, lorsqu'arrive ce phénomène, la guérison ne se fait pas longtemps attendre.

Ainsi, la méthode des émissions directes demande donc encore une certaine prudence, une certaine expérience dont on doit tenir un grand compte, sous peine de rencontrer des déceptions cruelles parfois, car s'il est pénible d'éprouver un insuccès, c'est surtout dans l'expérimentation d'un moyen que l'on ne prend qu'à titre d'essai; le trouble et l'hésitation sont quelquefois perçus par le malade lui-même, et les assistants, moins intéressés, ne manquent pas toutefois d'en faire leur profit.

Ces règles bien établies, disons maintenant qu'il n'est pas d'affection utérine, pourvu qu'elle n'ait pas atteint le degré de dégénérescence squirrheuse ou cancéreuse, qui ne cède à la méthode des émissions sanguines directes convenablement dirigées.

Il arrive parfois qu'un engorgement récent, quoique considérable, cède à une première application de sangsues, ce fait arrive surtout lorsqu'on a affaire à un engorgement hémorrhagique. Il arrive parfois que la malade, affaiblie par des pertes successives, n'est plus dans la possibilité de supporter les émissions sanguines dérivatives, et alors le molimen sanguin semble s'effectuer vers la matrice comme s'il suivait un jeu physiologique naturel, provoqué soit par un travail morbide anormal de la matrice, soit par l'inertie complète de ses tissus.

Dans ce cas, la marche à suivre est d'abord et de combattre le travail anormal et morbide de l'utérus, et de rendre à son tissu parenchymateux son énergie naturelle. Le seigle ergoté, par son action spéciale sur la matrice, semble ici avoir été envoyé par la Providence pour arrêter des désordres dont le résultat doit être inévitablement mortel. Une fois les tissus utérins revenus sur eux-mêmes, une fois la diathèse congestionnelle détruite, les émissions sanguines directes doivent venir terminer la médication; cependant, les tissus peuvent être arrivés à un tel degré d'engorgement qu'ils semblent hépatisés, et alors leurs tissus, privés de toute énergie réactionnaire, ne peuvent plus profiter des bienfaits du seigle ergoté. C'est ce qui m'est arrivé dans l'observation suivante.

DEUXIÈME OBSERVATION

Engorgement hémorrhagique datant de dix-huit mois; insuccès du seigle ergoté; guérison par les réfrigérants et les émissions sanguines directes.

Mme Rouss..., 35 ans, ayant eu trois enfants, demeurant rue de Bondy, 70, cité Riverain, 7, était affectée, il y a trois ans environ, de flueurs blanches, maladie pour laquelle elle consulta son médecin ordinaire qui, dit-elle, la soulagea par des cautérisations.

Quelque temps après, ayant éprouvé un retard de six semaines, elle eut de nouveau recours à son médecin qui, après l'avoir touchée et examinée, jugeant qu'elle n'était pas enceinte, lui donna des ferrugineux, puis des pilules composées d'aloès et de sabine, qui amenèrent une perte considérable, mais sans déterminer la fausse couche, ce qui est un fait fort remarquable à ce point de vue. Après le rétablissement de cette perte, les mouvements de l'enfant vinrent convaincre le médecin de son imprudent diagnostic; la grossesse suivit son cours, mais pendant toute sa durée, la malade éprouva un petit suintement sanguinolent et le ventre se développa d'une manière prodigieuse : néanmoins, l'accouchement amena un enfant fortement constitué. La sortie de l'enfant fut suivie d'une perte considérable, qui retint la malade pendant deux mois au lit, et pendant tout ce temps et depuis, Mme Rouss... ressentit un poids sur le siège et une douleur plus ou moins forte à l'hypogastre, mais cette grosseur n'était point douloureuse.

La malade fut trois mois sans revoir ses règles, mais au bout de ce temps, une perte abondante se manifesta, et depuis cette époque, tous les mois les règles ont été suivies de pertes plus ou moins fortes, c'est-à-dire que l'écoulement menstruel se termine d'ordinaire par une perte qui se manifeste le cinquième ou sixième jour, et qui, une fois terminée, laisse suinter le col utérin jusqu'au retour de l'époque menstruelle suivante. Il y a environ quatre mois, dans l'intervalle d'une de ces pertes, la malade ayant été consulter M. le Professeur MARJOLIN, ce chirurgien lui conseilla l'usage de la ceinture hypogastrique, les injections froides à grande eau et les bains froids. Mais sous l'influence de cette médication, les pertes devinrent plus énergiques et la malade commença à ressentir dans les reins et à la région coxale une douleur qui, depuis cette époque, ne l'a pas abandonnée.

Enfin, Madame Rouss... était depuis dix jours sous l'influence d'une de ces pertes presque continues dont l'exacerbation était périodique, lorsque je fus appelé près d'elle.

Je trouvai la malade dans un état d'émaciation extrême; depuis dix jours qu'elle perdait, elle n'avait pas pu faire un mouvement dans son lit sans que le sang ne parût en abondance, elle n'avait pas été à la garde-robe depuis ce moment; néanmoins, elle avait pris des lavements qui avaient été sans résultat.

Le pouls est petit, sans vitesse, la peau fraîche, le teint bon, la langue belle; l'hypogastre est rempli d'une masse due évidemment à un amas de matières fécales ; la malade, d'après le conseil de son médecin, s'est tamponnée au moyen d'une éponge. Le col utérin, laissant suinter en abondance un sang noir dont les caillots remplissent le bassin, est de la grosseur d'une forte noix formant une saillie à bourrelet circulaire. Le fond de la matrice, repoussé dans le bassin par la masse de matière fécale accumulée depuis dix jours dans la fosse iliaque gauche, remplit entièrement cette excavation et affecte une position transversale, de sorte que le col utérin s'arc-boute contre la paroi droite du petit bassin et le fond de l'utérus du côté opposé. Du reste, l'organe est dur, mais non douloureux ; le col utérin ne porte l'empreinte d'aucune altération morbide autre que son engorgement.

Eau de Sedlitz, lavements miellés, 16 pastilles de seigle ergoté (ces pastilles, que j'ai fait faire pour mon usage, se trouvent chez M. Sampso, rue Rambuteau, 40, contiennent deux grains chaque et se vendent par boîtes de quarante), manuluves synapisés, cataplasmes synapisés sous les seins, aux lombes, aux bras.

Le second jour, l'état congestionnel avait cessé au matin, sous l'influence de la médication dérivative de la veille. (Même système de médication, six pastilles de seigle ergoté, bouillon, potages faits avec la poudre analeptico-ferrugineuse, qui se trouve également chez le même pharmacien.)

Le troisième jour, je commençai la médication directe avec la plus grande prudence, et mis seulement deux sangsues sur le fond de l'organe qui venait se présenter au centre du vagin.

La première application de sangsues ayant été faite quelques jours seulement avant l'époque des règles, qui, malgré les hémorrhagies antécédentes, n'avaient jamais cessé d'apparaître à jour fixe, je dus craindre que l'emploi du seigle ergoté et cette application de sangsues sur un organe ainsi affecté, ne fissent avancer cette fonction périodique. Aussi, soit que le seigle ergoté pris en petites doses, malgré mes injonctions formelles et motivées ait agi comme excitant sur l'utérus, soit que cet organe fût soumis à une congestion naturelle, le sang reparut deux jours après avec une abondance qui pouvait compromettre fortement la vie de la malade. Le seigle ergoté étant devenu inefficace, mon embarras fut grand, car tous les moyens révulsifs les plus énergiques avaient échoué, tels que manuluves synapisés, cataplasmes synapisés, ventouses, vésicatoires volants, sangsues même appliquées aux aines malgré l'état d'extrême faiblesse. Enfin, malgré mon extrême répugnance, je me décidai pour l'emploi des réfrigérants; mais je ne me dissimulai pas que, pour employer cette méthode rationnellement, il fallait le faire d'une manière permanente. En effet, l'état congestionnel, maîtrisé pendant un jour, se fût incontestablement reproduit par la réaction qui fût survenue par la cessation du procédé réfrigérant, puisque dès le second jour le sang reparut malgré la vessie remplie de glace qui ne quitta pas la région hypogastrique de la malade; quoique cela, le sang coula peu et ne fit en quelque sorte qu'apparaître par intervalles pendant les journées qui suivirent. Enfin, le sixième jour de l'emploi de cette apposition de la glace sur l'hypogastre, voyant que l'hémorrhagie n'était pas vaincue, je dus tenter un dernier moyen, pensant, du reste avec raison, qu'il ne suffisait pas de porter la réfrigération sur l'hypogastre seulement, mais sur la surface utérine elle-même. En conséquence, j'eus recours aux irrigations d'eau froide dans le vagin trois fois par jour au moyen d'un syphon; ce moyen réussit à conjurer l'hémorrhagie et fut continué avec persévérance pendant huit jours, au bout desquels je recourus à une nouvelle application de quatre sangsues... A ce moment, du reste, la matrice, sous la seule influence du froid continu, avait déjà beaucoup diminué, et je crois devoir cette cure autant à l'effet de la glace, qui ici enraya la maladie, qu'aux émissions sanguines, qui ici ne furent employées que comme complément.

Cette observation est extrêmement remarquable à plus d'un titre, et me fournira pour plus tard des réflexions pratiques du plus haut intérêt.

Dans les cas d'engorgements survenus à la suite de couche, et si la malade est affaiblie par des couches nombreuses ou une santé débile, les tissus alors sont dans une sorte de relâchement qui ne favorise pas aussi facilement un travail anormal susceptible de résister à la médication active et directe que je préconise.

TROISIÈME OBSERVATION.

Engorgement indolent récent et énorme, suite de couche, guérison par une application de sangsues sur le col utérin.

Madame Coymans, femme du gérant de la maison Roquet, rue Neuve-Saint-Merry, 41, mère d'une nombreuse famille, âgée de quarante ans, n'était accouchée que depuis un mois et n'avait pas encore vu ses règles, lorsqu'elle fut obligée de quitter Lille, où elle habitait, pour venir s'installer à Paris ; elle se fatigua considérablement pour préparer son déménagement, et cette fatigue lui fit dès-lors ressentir une pesanteur dans les reins, des tiraillements dans les aines, des pesanteurs au-devant des cuisses, qui indiquaient assez un engorgement morbide de l'utérus. Mais si déjà les choses en étaient à ce point, le voyage augmenta de beaucoup des symptômes déjà assez graves, et à son arrivée à Paris, Madame Coymans fut obligée de garder le lit, ne pouvant plus marcher que penchée en avant et éprouvant des douleurs intolérables. Appelé près de la malade, je trouvai la matrice engorgée comme elle l'est ordinairement après la sortie du placenta chez une femme qui vient d'accoucher, mais remplissant l'excavation du petit bassin et appuyant sur la vessie et le rectum, dont elle arrête les fonctions.

Repos au lit, une bouteille d'eau de Sedlitz.....

Le lendemain, application de huit sangsues sur la lèvre postérieure du col utérin, ce que j'effectuai assez facilement, le museau de tanche se trouvant placé presque sous l'arcade du pubis. Les sangsues saignent abondamment. Dans la nuit surviennent des coliques et les règles apparaissent.

L'écoulement menstruel continue pendant quatre jours abondamment, après lesquels la malade se dit soulagée; en effet, huit jours après elle reprend ses occupations du ménage, et depuis ce temps elle n'a rien ressenti.

Mais s'il est une affection utérine qui doive jouir des bienfaits de la méthode des émissions directes, c'est assurément la descente. En 1838, j'ai prouvé bien clairement, dans ma brochure sur cette affection, qu'elle n'avait jamais lieu sans qu'il existât un engorgement préalable du corps même de l'organe. Cette vérité est encore niée, et je dirai plutôt, ignorée par la majorité des médecins. Une pareille erreur vient de ce que l'on ne fait jamais la distinction des genres d'engorgements que l'on a à traiter. Or, les symptômes d'un engorgement du col sont loin d'offrir les mêmes phénomènes que ceux du fond de l'organe ou de sa totalité. Ainsi les antéversions ou rétroversions ne reconnaissent pas d'autres causes que l'engorgement du corps utérin lui-même; et bien souvent le col utérin est tout à fait intact dans ces circonstances. Il n'est donc pas étonnant que ces différentes distinctions ayant été négligées par les praticiens adonnés au traitement des maladies des femmes, ceux-ci aient perpétué la croyance où l'on est encore, que les descentes se produisent sans affections préalables ; ce qui, soit dit en passant, répugne au bon sens. Du reste, si ma conviction ne reposait pas sur des faits nombreux, le traitement viendrait bien vite en aide à la raison ; car depuis douze années que je soigne les descentes utérines par les émissions directes, je n'ai jamais eu un insuccès.

Les engorgements les plus considérables ne sont pas ceux qui donnent lieu à un déplacement complet ; car il arrive, dans cette occasion, que l'utérus se trouve en quelque sorte enclavé dans le bassin ; mais à mesure que le dégorgement s'opère, l'utérus reprend sa mobilité, et alors il se précipite avec la plus grande facilité hors de la vulve. Ainsi, les déplacements complets et les précipitations de l'utérus sont donc plutôt dus à des engorgements peu considérables. C'est sans doute encore là une des raisons qui ont fait méconnaître la cause des descentes aux praticiens ; c'est sans doute aussi pour cette raison que les pessaires, qui ne guérissent jamais, du reste, sont quelquefois supportés sans trop de douleur par les personnes soumises à ce moyen mécanique, préconisé encore aveuglément par l'unanimité des médecins. Mais si les pessaires sont supportés lorsqu'on les oppose à des engorgements légers, il n'en est pas de même lorsque cet engorgement est considérable, et surtout si le col y participe.

Le traitement des descentes de l'utérus, lorsqu'elles sont dues à un engorgement léger, comme cela arrive le plus souvent, offre une si grande facilité, que l'on peut en quelque sorte préciser, à quelques jours près, sa durée, si on a affaire à une personne non encore affaiblie par de longs traitements.

Je ne reviendrai point sur le dangereux emploi des pessaires ; c'est un sujet que j'ai déjà traité dans deux mémoires, l'un en 1835, l'autre en 1838. Je citerai toutefois l'observation suivante, comme complément de ce que j'ai déjà dit.

QUATRIÈME OBSERVATION.

Pessaire enchatonné dans le cul-de-sac vaginal; extraction. Guérison de la descente par les émissions sanguines directes.

La veuve Boissière, de Bruyères-le-Châtel (Seine-et-Oise), âgée de 45 ans, portait depuis quatre ans un pessaire en cuir bouilli, qu'elle ne pouvait plus retirer depuis plus d'un an, pensant, disait-elle, qu'il n'y avait aucun inconvénient à le laisser à demeure. Cependant, depuis cette époque, elle ressentait des douleurs horribles dans le bas-ventre et dans la région recto-vaginale; ces douleurs étaient accompagnées d'un écoulement infect sanieux extrêmement abondant; les selles étaient difficiles et rares. Toutes ces souffrances la décidèrent à réclamer mes soins.

Le toucher vaginal ne me fit d'abord rien trouver d'anormal dans le vagin, ou plutôt je ne trouvai pas d'abord le pessaire qu'on me disait y séjourner depuis un an; il me fallut un examen plus attentif, et alors voici ce que j'observai :

Le col vaginal, considérablement engorgé, passait à travers le vide du pessaire et y était comme étranglé, la muqueuse vaginale, très-enflammée, formait supérieurement une saillie circulaire en entonnoir, dont la face externe recouvrait le pessaire, et l'interne venait emboîter la portion saillante du col utérin; de cette manière, le pessaire restait invisible et absolument caché dans l'intérieur des chairs. Je fus donc d'abord assez embarrassé pour en faire l'extraction, tant à cause de sa position qu'à cause de l'état de phlogose des parties, et surtout à cause de l'espèce de hernie que faisait le col à travers l'ouverture de l'instrument. Enfin, je parvins à fixer deux fortes érignes dans les parois du pessaire, de manière à ce que mes tractions tendissent à l'abaisser sans le faire basculer; mais je trouvai un obstacle dans le col utérin qui ne pouvait plus sortir de l'ouverture du pessaire dont les bords internes, usés et saillants, s'étaient introduits dans les tissus mêmes du col utérin, de manière à me faire craindre la séparation de cette portion de l'organe sexuel; je fus donc obligé d'avoir recours à un autre moyen. Je parvins à faire passer le pessaire dans l'anneau circulaire d'un ciseau à amygdales, et le coupai en deux portions ; dès lors, il me fut facile de tenter mon opération, d'autant plus difficile que j'avais lieu de craindre une perforation de la cloison recto-vaginale, extrêmement mince, et que le moindre effort eût déchirée.

Le traitement que je fis subir à cette femme consista en moyens généraux et locaux : ainsi, le premier jour, celui où se fit l'extraction du pessaire, une saignée de bras, suivie de l'application de quinze sangsues à l'hypogastre ; quelques jours après, six sangsues furent appliquées sur le col utérin, et deux autres applications de ce genre eurent, en moins de quinze jours, amené la résolution complète du mal. Cette guérison est accomplie depuis cinq ans et n'a pas eu de récidive.

Les affections anciennes, lorsqu'elles n'ont pas subi de dégénérescence squirrheuse, quel que soit l'âge de la personne malade, n'en subissent pas moins avec avantage les bienfaits de la méthode des émissions directes, auxquelles elles cèdent rapidement et en raison de leur importance et de leur volume.

CINQUIÈME OBSERVATION.

Descente de l'utérus; guérison par les émissions sanguines directes.

Mme Dupui, du village de Baillau, commune d'Ollainville (Seine-et-Oise), âgée de 64 ans, était affectée, depuis son âge de retour, d'une descente incomplète qui, sitôt que la malade faisait un effort pour porter un fardeau ou pour élever les bras en l'air, donnait lieu à une précipitation complète de l'organe hors de la vulve. Depuis plusieurs mois, cette précipitation restait permanente sitôt que la malade était debout; enfin, elle se décida à demander mes soins parce que l'écoulement des urines ayant fait venir des excoriations sur l'utérus, la malade en était fortement incommodée, et puis, me disait-elle, elle était obligée pour uriner de repousser la matrice dans le vagin, ce qu'elle ne parvenait pas à faire toujours facilement, et, sous ce rapport, sa position commençait à l'inquiéter.

Repos horisontal. Je fais rentrer l'utérus dans le vagin ; la malade, malgré son âge, était très-sanguine ; je lui pratiquai une saignée du bras après lui avoir fait une application de huit sangsues sur le corps même de l'utérus. Huit jours de repos et deux autres applications de sangsues firent justice de cette affection qui datait de dix ans.

Les émissions sanguines directes sont d'autant plus efficaces, et leur inocuité d'autant plus certaine, alors même que les sangsues sont posées en quantité, que, comme dans le cas précédent, l'affection est plus ancienne et se trouve sur une personne ayant passé l'âge critique, parce que, chez les personnes de cette catégorie, l'utérus n'a plus la même propension congestionnelle et est réduit à une sorte de nullité dans l'économie.

Je ne puis mieux confirmer l'inocuité des émissions sanguines directes dans le traitement des affections utérines, qu'en rapportant l'observation suivante.

SIXIÈME OBSERVATION.

Guérison d'un engorgement du col utérin de nature inflammatoire, par les émissions sanguines directes, chez une femme enceinte.

Anastasie Robert de la Rocherie, commune de Breuillet (Seine-et-Oise), âgée de 20 ans, mariée depuis un an, vint réclamer mes soins, parce qu'elle avait des coliques continuelles, des vomissements, de la fièvre, et que depuis deux mois elle n'avait pas eu ses règles.

La malade accusait en outre des lassitudes, des pesanteurs dans les reins qui me firent d'autant plus facilement croire à une affection utérine, qu'elle accusait en même temps de vives douleurs à chaque fois qu'elle avait des relations avec son mari, et que sa santé générale paraissait assez gravement altérée; d'ailleurs, j'avais donné mes soins constants à cette jeune femme depuis six ans, et je savais que chez elle les organes sexuels étaient malades, les règles s'étant établies difficilement et ne venant jamais sans de violentes coliques. Quoi qu'il en soit, les coliques constantes accusées par la malade, la fièvre, les douleurs hypogastriques, me firent croire à une métrite, et je pratiquai une saignée du bras que je fis suivre d'une application de douze sangsues aux aines, avec cataplasmes, bains, lavements et toute la série des moyens adoucissants.

Quelques jours après, je fus rappelé par la malade ; les douleurs hypogastriques n'avaient pas cessé, les coliques étaient toujours les mêmes, et la fièvre était plus vive ; je demandai et obtins de toucher la malade : je trouvai la matrice développée de la grosseur du poing, mais la lèvre antérieure du museau de tanche, engagé lui-même en totalité, offrait cela de particulier qu'elle fournissait un prolongement qui atteignait presque le ventre ; j'emboîtai le col utérin avec un spéculum et le livrai à la succion de six sangsues. Ces sangsues saignèrent modérément, mais j'obtins la rétraction du prolongement charnu sus-indiqué ; quelque amélioration suivit cette première application de sangsues. Néanmoins, six autres sangsues furent réappliquées sur le col utérin engorgé. Cette nouvelle application de sangsues le dégorgea entièrement. Les coliques cessèrent, mais le dégoût des aliments et les vomissements continuèrent ; d'un autre côté, m'étant aperçu que depuis un mois que je donnais des soins à la malade, l'utérus prenait une ampleur considérable, laquelle revêtait tous les signes de la grossesse, je conseillai à la malade de prendre son mal en patience, et j'annonçai une grossesse à laquelle on ne voulut pas croire, mais qui ne s'en confirma pas moins.

N'est-il pas clair que si les émissions sanguines directes étaient susceptibles de déterminer des hémorrhagies, elles auraient ici déterminé une fausse couche? Cependant, qu'est-il arrivé ? Bien loin d'être nuisibles, elles ont amené la cessation des coliques utérines, qui évidemment étaient dues à l'engorgement du col utérin. Toutefois, je ne conseillerais pas la même pratique en pareil cas, et si j'eusse connu l'état de la malade, je me fusse bien gardé de la traiter de la sorte, malgré une grande confiance dans l'inocuité des émissions directes : j'ai seulement cru devoir rapporter ce fait comme venant appuyer d'une manière toute particulière ma théorie.

Il n'est pas d'affection utérine, telle grave qu'elle puisse être, pourvu qu'elle ne soit point arrivée à une dégénérescence squirrheuse ou carcinomateuse, qui ne cède à la méthode des émissions sanguines directes, lorsqu'on les emploie avec persévérance. Je puis dire de plus que dans une affection squirrheuse on peut encore espérer d'arrêter le mal dans sa marche, si même la guérison ne vient en aide à la persévérance. Avec la foi, ne fait-on pas des miracles ?. . . .

SEPTIÈME OBSERVATION.

Engorgement inflammatoire induré; commencement de squirrhe arrêté dans sa marche et rendu stationnaire par de nombreuses émissions sanguines directes.

Madame Séjournan, d'Arpajon (Seine-et-Oise), 44 ans, d'un tempérament scrophuleux, ayant dans son enfance subi des affections strumeuses, dont elle porte les marques, mère de quatre enfants, ressentait depuis quatre ans des douleurs de reins, des pesanteurs au-devant des cuisses, des tiraillements dans les aines, et recevait depuis ce temps les soins de mon beau-père, M. le docteur Kirwan, membre correspondant de l'Académie de Médecine; mais ces soins, quoique donnés avec zèle, d'après la méthode ancienne, ne procurant aucun soulagement, je fus mandé et trouvai la malade dans l'état suivant :

Teint jaune citron très-prononcé, pouls élevé ; la malade éprouve depuis longtemps une fièvre continue. Les douleurs ci-dessus mentionnées sont devenues intolérables, au point que la malade ne peut plus quitter le lit; un écoulement muqueux fort abondant existe depuis bien longtemps. Le toucher vaginal, fort douloureux, me fait constater un engorgement utérin, remplissant presqu'en totalité le bassin ; dur, d'une sensibilité extrême, sensibilité que partage la totalité du bassin et surtout la région anale et sacrée ; il existe au col de la matrice, très-basse, une légère ulcération sur le côté droit de la lèvre antérieure ; mais cette ulcération n'offre rien de bien inquiétant. La malade est depuis longtemps habituellement constipée. (Repos absolu, eau de Sedlitz, injections d'eau de morelle) ; le lendemain, vingt sangsues à l'hypogastre, bains de siége ; j'ordonne en même temps l'usage de la magnésie, dont la malade devra prendre tous les matins une cuillerée dans un verre d'eau sucrée.

Trois jours après, huit sangsues sur le col de la matrice. Quatre heures après cette application de sangsues, la malade s'étant levée pour faire des injections, fut prise d'un tremblement général à la suite duquel survinrent des coliques utérines d'une violence extrême ; mais ces accidents, qui n'étaient que nerveux, cédèrent facilement à une potion calmante, et à un quart de lavement laudanisé, accompagnés de cataplasmes sur l'hypogastre.

Depuis ce moment, de nombreuses applications de sangsues furent faites dans le courant d'une année que la malade reçut mes soins, et à chaque fois ces mêmes accidents se seraient renouvelés si je n'avais à chaque fois été au devant, en faisant administrer des opiacés.

Je parvins enfin à dégorger entièrement cet organe ; mais le col utérin resta longtemps dur, douloureux, offrant au toucher des espèces de cordons noueux, allant se perdre dans le corps de l'organe, et doués d'une sensibilité excessive.

Ces points douloureux, évidemment dus à une dégénérescence organique, ne peuvent être détruits entièrement, aussi l'écoulement menstruel ramenait-il tous les trois ou quatre mois des douleurs anales et sacrées, qui cédaient à une application de sangsues.

Aujourd'hui, madame Séjournan vaque à ses affaires depuis trois ans, et sa santé, sans être robuste, paraît meilleure que jamais.

En même temps que j'employais chez cette malade les émissions sanguines directes, j'employais également l'iodure de potassium à l'intérieur et à l'extérieur, en lotions. A cet effet, j'imbibe une petite éponge que j'introduis jusque dans le cul-de-sac vaginal, et le col utérin se trouve mis en contact avec le médicament qui, de cette manière, est plus facilement absorbé qu'en pommade.

Les engorgements induratoires de la matrice, survenus à la suite de métrite chronique, tout en diminuant de volume par les émissions sanguines directes, laissent souvent persister la douleur jusqu'à disparition complète de tout point malade; puis alors que la patiente se désespère, que le médecin étonné ne sait quelquefois à quoi attribuer cette douleur persistante, une dernière application de sangsues vient couronner un succès impatiemment attendu. Les médecins, comme les malades, doivent donc être patients, et ne jamais désespérer d'une cure que laisse toujours attendre un organe non encore frappé de désorganisation.

HUITIÈME OBSERVATION.

Engorgement inflammatoire chronique datant de dix ans; guérison par les émissions sanguines directes.

Madame Théaudon, d'Arpajon (Seine-et-Oise), 30 ans, ayant eu deux enfants, d'un tempérament extrêmement irritable et nerveux, éprouvait dans la région hypogastrique, depuis sa dernière couche, qui datait de dix ans, des douleurs qui augmentaient à chaque époque menstruelle ; son médecin, ordinairement peu attentif, s'inquiétait peu des plaintes habituelles de la malade. Depuis quatre ans, elle avait successivement réclamé les soins d'un grand nombre de médecins, notamment ceux d'un nommé Charpentier, habitant Paris, et surtout ceux de M. le professeur Lisfranc. Le traitement qu'on lui faisait subir se réduisait à des cautérisations, et la pauvre patiente voyait avec désespoir s'échapper pour elle toute espérance de guérison. C'est donc en dernier ressort qu'elle vint réclamer mes soins. Je trouvai la malade extrêmement amaigrie, éprouvant dans tout le bassin des douleurs tellement vives, qu'elle ne pouvait plus vaquer à ses affaires. Elle était prise d'une fièvre vespérienne qui l'affaiblissait considérablement. Son désespoir était au comble ; et elle demandait la mort qui, selon elle, ne venait pas assez vite mettre un terme à ses souffrances.

Le toucher vaginal me fit reconnaître un engorgement utérin qui remplissait toute l'excavation du bassin. L'inspection au spéculum était tellement douloureuse par le contact de l'instrument sur l'organe malade, que malgré les plus grands ménagements pris par moi, la malade se trouva mal. La couleur de l'utérus est couleur lie de vin ; l'organe lui-même, extrêmement dur, présente çà et là des nodosités où la douleur est plus vive encore ; le col, refoulé en arrière et appuyant sur le rectum, constamment gorgé de matières fécales, est entièrement déformé. (Saignée de bras, application de six sangsues sur la matrice, cataplasme sur l'hypogastre, repos absolu, diète lactée.) Le lendemain, vingt sangsues à l'hypogastre, injection d'eau de morelle.

Huit applications de sangsues furent pratiquées sur les parois du col utérin et sur le corps de l'utérus lui-même : malgré l'activité d'un pareil traitement, la douleur persista jusqu'à la dernière application de sangsues ; depuis trois ans, la guérison ne s'est pas démentie.

La méthode des émissions sanguines directes

demande à être faite avec d'autant plus de prudence que l'affection à traiter est plus récente, et que les mailles du tissu utérin sont restées plus intactes, car c'est alors le cas de tenir compte de l'extrême perméabilité de l'organe et de son état congestionnel, si facile à déterminer. Mais aussi, avec de la prudence, ces sortes d'engorgements cèdent avec une grande facilité, comme nous l'avons déjà vu par la troisième observation.

NEUVIÈME OBSERVATION.

Engorgement indolent récent considérable ; guérison par les émissions sanguines directes.

Madame Amat, faubourg du Temple, 19, âgée de 20 ans, accouchée depuis six mois, fut prise, il y a trois mois environ, de coliques violentes dans le bas-ventre, suivies de fièvre, et qui nécessitèrent les soins d'un médecin. Des moyens palliatifs et seulement secondaires furent employés ; aussi, la malade depuis ce temps ressentit dans le bas-ventre une pesanteur, des douleurs de reins, des lassitudes, et sa santé générale, loin de se rétablir, sembla s'altérer de plus en plus, au point qu'elle était arrivée à un état de maigreur extrême.

Je trouvai l'utérus engorgé et remplissant le bassin tout entier, où il était littéralement enclavé. Le col très-allongé, arrivant jusqu'à l'entrée de la vulve, était replié sur lui-même en arrière, affectant la forme d'un doigt fléchi. J'attribuai cette forme à l'attitude journalière de la malade, qui, travaillant dans une maison de lingerie, restait assise toute la journée.

L'utérus, quoique atteint d'un énorme engorgement, que je compare à la grosseur de la tête d'un fœtus à terme, n'offre au toucher aucune dureté, et n'est affecté d'aucune douleur bien considérable. (Repos absolu.)

Huit sangsues sont appliquées sur l'utérus et produisent une perte de sang considérable; mais le soulagement est très-grand.

La malade, huit jours après, offre les symptômes suivants : l'aspect du visage est plus clair, la malade est plus gaie, l'embarras du bassin a disparu ; toutefois, lorsque la malade se lève, l'utérus se présente à la vulve ; et, en effet, le dégorgement a été considérable et l'utérus a acquis dans le bassin une extrême mobilité. La déformation du col n'existe plus. Six sangsues sont de nouveau appliquées sur le corps de l'organe lui-même, ce que j'effectue en faisant remonter le col utérin sous l'arcade des pubis. Les règles survinrent quelques jours après cette seconde application de sangsues, et au bout de six semaines, cette descente de l'utérus, qui, au dire du médecin ordinaire de la malade, ne devait pas guérir, avait entièrement disparu avec l'engorgement qui y donnait lieu.

Dans une de ces applications de sangsues, une sangsue se glissa dans le col utérin et alla se perdre dans le corps de l'organe, où elle piqua et se gorgea de sang, de sorte qu'étant gorgée, la moitié de son corps sortait par le col de l'utérus ; mais de légères coliques seulement se manifestèrent et furent sans importance. Toutefois la perte de sang fut extrêmement abondante. Ce fait, déjà observé plusieurs fois par moi, m'a convaincu de deux vérités : la première, c'est que la sensibilité des tissus utérins ne se développe qu'en raison du degré d'inflammation qu'ils peuvent contracter ; la seconde, c'est que si les détracteurs des émissions directes dans le traitement de l'utérus ont été à même d'observer des hémorrhagies comme ils le disent, ces hémorrhagies n'ont eu lieu que par leur manque de prévoyance et faute d'avoir observé les règles que j'ai détaillées plus haut, et dont la principale est d'éviter l'introduction des sangsues dans le corps de l'organe malade. Toutefois, ce petit accident, que j'ai été à même de constater plusieurs fois, n'a pas toujours les mêmes résultats ; car les sangsues introduites dans l'utérus n'y piquent pas toujours, mais leur seule présence dans cet organe suffit pour y développer une sensibilité extraordinaire et des accidents nerveux, bien capables d'effrayer un praticien qui en est à l'essai de cette méthode. Ainsi, d'un côté les accidents nerveux, développés par l'introduction d'une sangsue dans le corps de l'organe ; d'un autre, l'hémorrhagie déterminée par sa piqûre, soit sur les parois d'un col utérin induré, soit dans l'intérieur même de l'organe, sont les seuls obstacles que puisse rencontrer la méthode des émissions directes; mais il suffit de signaler la possibilité de ces accidents pour les éviter, et il est si facile de le faire, que les assertions de nos détracteurs ne peuvent que paraître puériles, comme étant dénuées de tout fondement, et nullement dues à l'expérience, qui, au contraire, sert de base à notre méthode.

DIXIÈME OBSERVATION.

Engorgement du col utérin récent et sans caractère; guérison par une seule application de sangsues.

Mme Vital, rue Notre-Dame-des-Champs, 8, âgée de 24 ans, et n'ayant jamais eu d'enfants, éprouvait depuis trois mois des pesanteurs dans le bas-ventre, des lassitudes dans les jambes, des coliques hypogastriques, et des flueurs blanches qui avaient profondément altéré sa santé; de temps en temps, après ses coliques de bas-ventre, il survenait des accès de fièvre qui duraient trois ou quatre jours ; depuis deux mois, les règles n'avaient pas paru.

Le toucher vaginal me fit découvrir un engorgement assez considérable du col, sans que le corps même de l'utérus parût y participer. L'examen au spéculum ne me fit découvrir qu'une irritation comprenant la partie supérieure du vagin et ayant son point de départ au col utérin. Six sangsues sont appliquées sur le col engorgé, et cette application est suivie d'une saignée de deux palettes (repos absolu, diète lactée, cataplasmes, lavements). Cette médication fut suivie d'un succès complet ; et lorsque je revis la malade huit jours après, tout engorgement avait disparu.

Combien ne doit-on pas regretter de voir la méthode des émissions directes rejetée de la pratique médicale, lorsque l'on peut opposer des faits comme ceux que je mentionne et qui viennent journellement enrichir ma pratique, à la médication employée par les maîtres de l'art !.....

ONZIÈME OBSERVATION.

Engorgement inflammatoire chronique; guérison par les émissions sanguines directes.

Mme Hély, Grande-Rue de Passy, 63, âgée de 34 ans. Deux enfants qu'elle a obtenus après des couches assez rudes, d'un tempérament sanguin et impressionnable, ayant beaucoup d'embonpoint, commença, il y a six ans environ, à ressentir de l'embarras dans le bassin; depuis sa couche, du reste, elle n'avait pas été parfaitement rétablie, et elle s'était aperçue que les règles ne venaient plus si abondamment, et étaient toujours précédées de coliques ou d'embarras hypogastriques, et de douleurs dans les reins. Elle consulta, il y a quatre ans, M. Lisfranc, qui la cautérisa plusieurs fois, sous prétexte qu'elle avait une ulcération. M. Hervez de Chégoin fut également consulté, et les soins de l'un et l'autre médecin furent continués pendant longtemps. Il y a trois ans environ, n'ayant point obtenu de soulagement de ces messieurs,

Mme Hély s'en alla consulter M. Marjolin, qui lui ordonna, comme base de son traitement, les bains froids et les injections froides. Sous l'influence de cette médication, il survint un engorgement considérable de tous les organes génitaux, et surtout une cystite aiguë, pour laquelle M. Hervez de Chégoin fut appelé et donna ses soins. Sous l'influence des soins de cet habile praticien, les symptômes aigus de la cystite disparurent; mais il resta toujours un grand embarras dans la vessie, entretenu par l'engorgement utérin, qui était de nature inflammatoire. A chaque époque, ces malaises augmentaient, de manière à constituer un véritable état maladif, et la malade en était réduite à supporter de cruelles insomnies. Elle se décida à aller consulter, il y a cinq mois environ, mon malheureux et habile compatriote, Auguste Bérard, qui, après avoir examiné et exploré la vessie, dont les souffrances fixèrent surtout son attention, conseilla à la malade de prendre son mal en patience, et lui dit que son affection utérine était un ennemi avec lequel elle devait s'habituer à vivre. La malade en était donc là, lorsqu'elle vint réclamer mes soins, non sans avoir consulté à l'avance son médecin sur mon genre de médication, lequel médecin, soit dit en passant, ne lui dit rien de rassurant sur ma méthode, qu'assurément il n'a jamais mise en usage, et que par conséquent il ne connaît pas.

Néanmoins, appelé près de Mme Hély, je constatai chez elle un engorgement avec commencement d'induration, envahissant seulement le col ; le corps de l'utérus, fortement engorgé, était douloureux dans toute son étendue ; le col utérin, effacé, dur, était porté en arrière, et le corps utérin lui-même, descendu dans l'excavation du petit bassin, en remplissait la capacité. La vessie, déjà malade, se trouvait donc comprimée par cette masse, qui, de plus, lui communiquait sa diathèse inflammatoire.

Repos absolu, saignée du bras de trois palettes, huit sangsues sur la lèvre antérieure du col utérin, diète lactée, boissons adoucissantes, lavements émollients, injections d'eau de morelle et de guimauve, mais faites modérément et tièdes.

Sous l'influence de cette médication, l'engorgement utérin a cédé au bout de six semaines, après cinq applications de sangsues, dont le premier résultat fut de faciliter l'écoulement des règles, au point qu'après la première application de sangsues, elles parurent sans douleurs préalables.

Cette observation me rappelle un fait que je dois consigner ici. Mme Hély avait l'habitude de faire des injections à grande eau, et pour cela elle employait un clyso-pompe, avec lequel elle épuisait une cuvette entière. Ce genre d'injection est, selon moi, extrêmement pernicieux dans certaines affections utérines, et surtout dans celles qui ont revêtu le type inflammatoire; car il est bien certain que ces injections, faites ainsi sans précaution, provoquent les contractions d'un organe qui par lui-même est déjà très-facilement excitable, et qui, par le genre de mal dont il est affecté, l'est devenu davantage.

En comparant, comme je le fais, la méthode des

émissions directes aux divers modes de traitements des médecins du plus haut mérite, je suis loin de vouloir donner à ce mémoire le cachet d'une critique de mauvais goût. Si je nomme certains praticiens, c'est parce que les croyant placés au premier rang, je considère leur autorité comme ayant plus de poids que celle de tout autre. N'ayant donc d'autre but que d'établir ici une critique scientifique, je ne puis supposer que les praticiens que je nomme ici puissent m'en savoir mauvais gré, mon seul but étant d'éclaircir un point de la science, ce qui ne peut arriver que par l'observation de faits nombreux et en établissant des points de comparaison.

DOUZIÈME OBSERVATION.

Descente de l'utérus, traitée inutilement par les cautérisations et le bandage hypogastrique; guérison par les émissions sanguines directes.

Une femme, nommée Hudry, 36 ans, demeurant rue Sainte-Avoye, 53, mère de plusieurs enfants, vint me trouver à mon cabinet, me disant qu'elle avait une descente de matrice, d'après l'avis que lui en avait donné une sage-femme qu'elle avait consultée. Quoi qu'il en soit, elle accusait des douleurs de reins violentes, la sensation d'un corps qui s'échappait de la vulve, des envies continuelles d'uriner, des flueurs blanches très-abondantes, et des tiraillements qu'elle disait partir du niveau de l'ombilic; du reste, inappétence, fièvre, vomissements fréquents : tous ces symptômes existaient depuis sa dernière couche, qui datait d'un an à dix-huit mois.

Après avoir reçu mon avis, cette femme se rendit au parvis Notre-Dame, d'où elle fut dirigée sur l'hospice Necker, dans le service de M. le professeur Trousseau; elle y resta trois semaines, sans qu'on lui fît aucune chose, m'a-t-elle rapporté depuis, après lesquels on la renvoya en lui donnant une ceinture hypogastrique, qui, selon M. Trousseau, devait maintenir à sa place la matrice descendue. Cependant cette ceinture n'ayant pu être supportée par la malade, huit jours après être sortie de l'hospice Necker, la femme Hudry rentra dans le service de M. Jobert de Lamballe, à l'hospice Saint-Louis. Là, cette femme fut cautérisée par le célèbre chirurgien, pour une ulcération qui existait au col, m'a dit cette femme, et ce fait m'a été confirmé par l'interne même de M. Jobert. Après cette cautérisation, la malade fut laissée de côté, M. Jobert devant faire un voyage, après lequel, lui dit ce chirurgien, il lui ferait une opération qui la guérirait.

En rapportant cette observation à l'Académie, j'avais ajouté que la femme Hudry m'avait donné à entendre que l'opération projetée devait consister à rétrécir le vagin. M. Jobert ayant eu connaissance de ma lettre à l'Académie, comme rapporteur de mon mémoire, a eu l'obligeance de m'envoyer son interne pour protester contre cette assertion de ma part : ce n'était donc qu'une supposition qu'avait faite la femme Hudry; M. Jobert, m'a dit son interne, s'étant toujours fortement opposé à ces sortes d'opérations.

Quoi qu'il en soit, la malade, ne voulant pas

être opérée, disait-elle, sortit de l'hospice, et c'est alors que je fus appelé près d'elle. Tous les symptômes énoncés plus haut existaient, mais plus prononcés. Ainsi la malade ne pouvait plus quitter le lit, parce que, disait-elle, lorsqu'elle était debout, elle éprouvait une sensation de tiraillement si grande, qu'il lui semblait qu'on lui arrachait le nombril; ce sont ses expressions. Les flueurs blanches existaient très-abondantes; les douleurs qu'elle rapportait à la vessie la tourmentaient jour et nuit, par de fréquentes envies d'uriner, qui, une fois satisfaites, ne la soulageaient pas.

La matrice, sans être très-engorgée, affectait cette condition intermédiaire si propice aux déplacements de l'organe, si l'on admet, comme moi, que ce sont les engorgements d'un volume moyen qui produisent ce genre d'affection symptomatique. La matrice affectait donc le volume et la forme d'une poire ordinaire; son col, dur et saillant, était fortement porté en arrière, de sorte que le fond de la matrice touchait à l'arcade des pubis, et le col arcboutait contre le rectum. En essayant de relever le col utérin, j'éprouvai une légère résistance et rencontrai un commencement d'adhérence avec la paroi vaginale correspondante, ce qui ne m'étonna pas, sachant que la malade avait été cautérisée précédemment.

Repos au lit, qui est déjà gardé depuis longtemps; saignée de deux palettes, huit sangsues sur le col utérin.

Cette première application produisit un bien-être extraordinaire : la malade étant sur le point d'avoir ses règles, j'attendis qu'elles disparussent pour revenir aux sangsues; quinze jours après, je revis la malade. Le bien-être était considérable, la matrice avait perdu son ancienne direction; deux nouvelles applications de sangsues ont entièrement rétabli cette malheureuse mère de famille, qui depuis longtemps ne pouvait plus s'occuper de son ménage et de ses enfants.

Cette observation me fournit l'occasion de faire une remarque importante : c'est que la plupart des engorgements utérins si fréquents déterminent ce que les médecins appellent la rétroversion de l'utérus. Or, dans cette fausse direction, le col utérin appuie constamment sur le rectum ; maintenant, comme dans les affections chroniques du bas-ventre, les femmes sont constamment constipées ; il en résulte que les matières fécales endurcies, retenues dans le rectum, se trouvent en contact avec le col utérin phlogosé, et, dans cet état, le col, déjà malade et irrité, ne manque pas de contracter bien vite une ulcération plus ou moins considérable.

La plupart des ulcérations du col utérin n'ont pas d'autre cause que celle-là, et la preuve, c'est qu'elles se trouvent toutes à la même place, et cette place est bien positivement la face postérieure de la lèvre postérieure du museau de tanche.

N'oublions pas ici de faire observer que toute ulcération non spécifique de la matrice ne peut naître que d'un engorgement préalable. Comment pourrait-il en être autrement ?.... Qu'est-ce, en effet, qu'un engorgement, sinon le dépôt d'un liquide anormal dans les mailles d'un tissu quelconque ?... Maintenant, comment peut se produire un tissu squirrheux ?.... Le squirrhe n'est-il pas le produit d'un travail morbide, né d'un dépôt sanguin dans les mailles d'un tissu quelconque de l'organisme ? Pour qu'il y ait squirrhe, il faut donc qu'il y ait préalablement engorgement ou dépôt de liquide sanguin dans les mailles d'un tissu donné ?... Maintenant, supposons que cet engorgement, au lieu de favoriser le travail morbide du squirrhe, revête le type inflammatoire, et au lieu d'être profondément situé dans les tissus parenchymateux de l'organe, se manifeste à sa superficie, recouverte seulement par un épithélium très-fin, dont les mailles se briseront sous le moindre effort, et nous aurons la clef de tous ces petits ulcères superficiels, qui, du reste, se forment là comme ils se forment au centre de tout point enflammé du tissu cellulaire engorgé. Les engorgements du col produiront d'autant plus facilement les ulcérations de cette partie, que les tissus en sont plus serrés et moins extensibles. Maintenant, serons-nous étonnés de voir si souvent des ulcérations sur la partie de cet organe, qui est continuellement exposée à au frottement douloureux sur un corps dur comme celui formé par l'amas des matières fécales dans le rectum ?....

A l'appui de mon assertion, j'invoque l'autorité de nos adversaires eux-mêmes, qui, dans leurs ouvrages, ne peuvent retracer une ulcération sans la représenter au centre d'un engorgement. C'est ce que je voyais dernièrement dans un ouvrage nouveau sur les ulcères du col de l'utérus. L'auteur a joint des planches à son livre : la première de ces planches représente un col utérin sain ; puis les autres représentent des engorgements de cette partie de l'organe utérin, plus ou moins considérables en raison de l'étendue de l'ulcère, qui occupe toujours le point central de l'engorgement. Ce travail ne vient-il pas admirablement appuyer ma théorie ? Et si j'avais voulu retracer ma pensée en faisant représenter les ulcères du col tels que je les conçois, aurais-je pu suivre une autre marche que celle suivie par nos adversaires eux-mêmes ? Seulement, nous déduisons autrement les conséquences des faits que nous établissons en commun.

Nous avons dit que les ulcérations spécifiques seules pouvaient survenir sans engorgement préalable de l'utérus. Or, j'appelle ulcérations spécifiques toutes celles survenant par le contact d'une substance âcre, déposée, séjournant, ou même prenant naissance dans le cul-de-sac vaginal, tel que virus ou pus âcre et de mauvaise nature.

Certaines femmes dont le sang des règles est doué d'une certaine âcreté particulière, peuvent, si elles n'ont soin de se nettoyer après l'accomplissement de cette fonction physiologique mensuelle, contracter, par le séjour d'un caillot dans le cul-de-sac vaginal, une irritation locale, qui elle-même peut donner lieu à des excoriations du col utérin. Je m'abstiens d'énumérer les autres causes occasionnelles de ces sortes d'ulcérations : il me suffit d'avoir posé un principe.

Toutefois, hâtons-nous de dire que ces ulcérations, nées de causes secondaires, n'acquièrent jamais la gravité des ulcérations nées d'engorgements.

Maintenant, si nous admettons que ces ulcérations légères du col peuvent se guérir en très-peu de jours par de simples soins de propreté, nous arriverons à réserver les cautérisations pour les seules ulcérations syphilitiques ou douteuses, non accompagnées de l'engorgement de l'organe utérin; car toutes les fois qu'une ulcération quelconque sera accompagnée d'engorgement, il sera toujours indispensable de commencer par dégorger les tissus qui, par leur retrait, faciliteront ou effectueront la guérison de la plaie.

Mais en voilà assez sur un sujet qui appartiendrait à un traité raisonné de pathologie, et non à un petit opuscule comme celui-ci.

Il a été question, dans l'observation précédente, de l'emploi d'une ceinture dite hypogastrique, que l'on opposerait désormais à tous les déplacements de l'utérus. Or, en y réfléchissant bien, peut-il exister un moyen plus irrationnel de combattre ces affections que l'emploi de cette ceinture ? En effet, qu'arrive-t-il, par exemple, dans la descente? Et d'abord, que veut dire le mot descente? N'explique-t-il pas clairement l'abaissement de l'organe utérin ?...

Or, quel effet peut produire un instrument, une mécanique, comme vous voudrez, qui n'a d'autre but que d'exercer une pression permanente sur l'hypogastre, positivement sur la partie supérieure d'un organe déjà entraîné par en bas par son propre poids morbide ?... Cet instrument ne semble-t-il pas avoir été inventé précisément pour augmenter l'infirmité à laquelle on veut remédier ?... Je défie qui que ce soit de me prouver le contraire.

Mais si la ceinture hypogastrique non-seulement n'est pas inutile, mais est même susceptible de provoquer l'infirmité à laquelle on l'oppose, elle a de plus le triste privilége de pouvoir changer quelquefois des affections légères en maladies graves et souvent mortelles. En effet, admettons que l'engorgement qui donne lieu à la descente soit un engorgement du genre inflammatoire, une métrite chronique par exemple, combien pourra être pernicieuse une pression permanente exercée sur un organe ainsi enflammé ?

TREIZIÈME OBSERVATION.

Métro-péritonite déterminée par l'emploi de la ceinture hypogastrique; guérison par les moyens généraux et locaux.

Mme Chevard, épicière, rue de Rambuteau, 1, 30 ans, ayant eu un enfant mort-né il y a un an environ, d'un tempérament lymphatique, d'une corpulence très-développée, a toujours été souffrante depuis sa couche, et s'est plainte de coliques plus ou moins violentes.

La sage-femme qui l'avait accouchée, attribuant ces coliques à une prétendue hernie ombilicale, lui appliqua un bandage sur cette partie; mais ce moyen ne soulagea pas la malade, qui du reste, depuis quelque temps, éprouvait en même temps que ses coliques des lypothimies fréquentes, des nausées, tous les symptômes d'une véritable métrite.

Mme Chevard ne pouvant plus vaquer à ses affaires, quoique ses douleurs ne fussent pas continues, eut recours à son médecin, qui, reconnaissant une descente de matrice, sans en chercher la cause, lui conseilla l'usage de la ceinture hypogastrique, qui n'est rien moins qu'un bandage à double ressort avec une plaque large de deux mains, appuyant sur l'hypogastre : or, cette ceinture était appliquée sur un ventre déjà armé d'un bandage ombilical, et développé outre mesure, dans le but de soutenir la matrice, qui sortait de la vulve, entraînée par son propre poids.

Les choses en étaient là, lorsque la malade ayant fait une assez longue course revint chez elle, exténuée de fatigue et brisée par la douleur que lui faisaient éprouver tous ses bandages.

Dans la nuit, les douleurs devinrent alarmantes, et lorsque appelé le matin je fus introduit auprès de la malade, je la trouvai sous l'influence des symptômes d'une péritonite des plus aiguës. Coliques violentes, sensibilité de tout l'abdomen, au point que le drap ne peut être supporté; sueurs froides sur tout le corps, lypothimies se renouvelant à chaque instant, vomissements presque continuels, développement abdominal excessif, pouls petit, presque insensible.

Le toucher vaginal me fait reconnaître un engorgement assez considérable de la matrice ; le col utérin est dur, engorgé, et laisse fluer à travers le museau de tanche entr'ouvert une certaine quantité de sang ; du reste, il est moins douloureux à la pression que le corps même de l'organe.

Saignée de trois palettes ; trente sangsues à l'hypogastre, cataplasmes laudanisés, injections narcotiques, potion calmante, boissons acidulées glacées, demi-lavements narcotiques.

Le lendemain les symptômes n'ayant pas cédé, nouvelle saignée de deux palettes ; trente sangsues à l'hypogastre au matin, quarante l'après midi sur la même partie. Les vomissements étant continus, rien ne pouvant les calmer, j'ordonne pour toute boisson de la glace et quelques tranches d'oranges. L'on ne peut avoir recours aux bains, la malade ne pouvant être retournée dans son lit. Le reste, *ut suprà*.

Le surlendemain, sous l'influence de cette médication active, tous les symptômes ont cédé ; le ventre s'est affaissé, et il ne reste plus rien d'alarmant dans les symptômes.

Huit jours après, la malade étant en pleine convalescence, j'attaquai la descente de l'utérus, déjà soulagé par le traitement antécédent, et lui fis subir ma méthode ordinaire. Aujourd'hui, la malade, débarrassée de tout l'arsenal du bandagiste, vaque à ses affaires et est délivrée de toutes ses incommodités et de ses souffrances.

Mais si les émissions sanguines directes dans le traitement des affections utérines sont couronnées d'un si grand succès, elles n'étendent pas avec moins de bonheur leurs faveurs au traitement des annexes de cet organe, et il n'en pouvait être autrement, puisque le jeu physiologique de l'utérus est enchaîné à celui qu'ils subissent, et que le tout forme un ensemble inséparable.

Si les engorgements ovariques, par exemple, pour lesquels on propose l'extirpation ou l'abandon, ce qui est, d'un côté comme de l'autre, la certitude d'une mort prochaine ; si, dis-je, ces maladies pénibles et encore assez fréquentes peuvent guérir par un traitement rationnel et médical, sans recourir à la chirurgie, combien sera précieuse la méthode à qui l'on devra une pareille faveur.

Des recherches physiologiques les plus récentes et les plus positives, il résulte : que le molimen menstruel est déterminé par l'épanouissement à la surface de l'ovaire d'un ovule, soit que le développement de cet ovule produisant une irritation des organes génitaux, il en résulte une congestion de ces mêmes organes, soit que le molimen menstruel ne s'opère à l'époque du développement de l'ovule que par une simple coïncidence tenant aux lois secrètes de la reproduction, ce qui est plus admissible : toutefois est-il qu'à ce moment tout l'appareil organique sexuel se trouve dans un état congestionnel, dont le point de départ est aux ovaires. Maintenant admettons que, par une cause accidentelle, l'utérus se trouve préalablement engorgé, ou que son col ne se prête pas comme il conviendrait à l'écoulement sanguin qui engorge les mailles du tissu organique ; il en résultera nécessairement une stagnation sanguine d'où pourront naître les engorgements indolents des ovaires, or, dans ce cas, quel moyen devra être employé pour le dégorgement de ces organes, dont l'affection ne sera que secondaire ?... N'est-il pas évident que le traitement devra être dirigé sur l'organe primitivement malade.

QUATORZIÈME OBSERVATION.

Engorgement sanguin énorme des ovaires, datant de trois ans ; guérison par les émissions sanguines directes.

Madame Moquet, rue du Grand-Chantier, 7, 29 ans, ayant accouché une fois seulement il y a trois ans, resta affectée d'un engorgement utérin à la suite de sa couche ; c'est-à-dire que sitôt qu'elle put se lever, elle s'aperçut que la matrice était prête à franchir la vulve. Les règles ne parurent que deux ou trois mois après sa couche, et peu abondamment, l'écoulement, du reste, se faisait fort lentement.

Il faut noter qu'avant son mariage Madame Moquet était réglée très-abondamment, et le flux menstruel paraissait en quelque sorte immodéré, puisqu'il durait ordinairement douze jours ; néanmoins, la santé de cette dame n'en était nullement altérée. A l'époque de la réapparition des règles, deux tumeurs se formèrent dans chaque fosse iliaque, et du moment où on les aperçut, elles avaient dejà la grosseur d'un œuf de poule. Depuis cette époque, ces deux tumeurs ont prodigieusement augmenté : celle de droite a acquis le volume d'une tête d'enfant à terme, mais la partie gauche, depuis les fausses côtes jusqu'à l'excavation du petit bassin, est envahie par une masse qui semble comprendre et l'ovaire et tous les organes compris dans cet espace. La matrice, fortement engorgée et semblant former une masse homogène avec tout ce chaos, est fortement refoulée dans l'excavation du petit bassin où elle semble retenue en partie par sa propre masse, en partie par la partie inférieure de la tumeur gauche, qui en la refoulant dans le côté droit du bassin semble remplir l'office d'une cale. Le col utérin, allongé d'un pouce et demi environ, sort de la vulve. Du reste, ces tumeurs dont la droite est mobile n'ont jamais été douloureuses.

Cette jeune dame reçoit depuis le commencement de sa maladie les soins combinés de MM. les docteurs Kirwan et Jacquemin. Les moyens employés par ces messieurs ont consisté dans l'application de cautères sur chacune des tumeurs, l'administration de l'iodure de potassium, et dès le principe l'emploi de l'éponge pour soutenir l'utérus, dont l'orifice dépassait de beaucoup la vulve. Mais depuis trois ans que durent ces soins, auxquels la malade s'est soumise bien ponctuellement, le mal n'a pas cessé d'augmenter.

Appelé près de la malade, je la trouve dans l'impossibilité absolue depuis longtemps de marcher sans éprouver une douleur et un embarras dans tout le bassin. Les règles fluent en petite quantité, et pendant huit à douze jours; le ventre est tendu comme au septième mois de la grossesse; du reste, point de flueurs blanches. Le toucher ne produit par la pression sur le col utérin et l'utérus lui-même qu'une douleur obtuse; les tumeurs ne fournissent aussi qu'une douleur confuse. La matrice est refoulée dans le côté droit du petit bassin, par la tumeur du côté gauche, qui y descend elle-même et envahit toute la partie gauche de cette excavation. La malade est arrivée à un état de maigreur extrême et voisin du marasme, malgré un régime extrêmement substantiel, secondé d'un appétit digne d'une meilleure santé (Repos au lit jusqu'à nouvel ordre. Régime légumineux et lacté, maintien des cautères, six grammes d'iodure de potassium dans 185 grammes d'eau de laitue, dont la malade prendra trois cuillerées par jour dans de l'eau sucrée, frictions avec pommade iodurée, 8 grammes sur 60. Saignée du bras deux palettes, sangsues sur la partie postérieure du cul de sac vaginal et la lèvre postérieure du museau de tanche).

Huit applications de sangsues de ce genre ont

été faites dans l'espace de deux mois que la malade est restée au lit; les sangsues ont toujours été posées en petit nombre, tantôt sur une paroi de l'utérus tantôt sur l'autre. Pendant six mois, j'ai constamment posé un certain nombre de sangsues après chaque époque menstruelle, la malade vaquant toutefois à ses occupations, et ne restant alitée que le premier et le second jour de la menstruation et le jour où je lui faisais l'application de sangsues.

Enfin, à cette époque, la malade ne conservait plus de tous ces graves désordres qu'un empâtement anormal dans le ligament large du côté gauche, et une tumeur molasse mobile et évidemment due à l'épiploon du côté droit. La santé générale est excellente. La matrice, entièrement débarrassée de tout engorgement, est remontée à sa place et fait parfaitement ses fonctions mensuelles. La malade vague librement à ses affaires et semble ne s'être jamais mieux portée.

Je ne balance pas à mettre cette cure au nombre des plus brillants succès obtenus par la méthode des émissions directes, et certes si la méthode rationnelle que j'ai employée dans cette circonstance eût été mise en usage par les praticiens de mérite qui avaient traité avant moi la malade, nul doute qu'ils eussent conjuré les graves désordres que j'ai eu tant de peine à détruire.

Maintenant, si les émissions sanguines directes ont un effet si marqué dans le traitement des engorgements ovariques indolents, combien leur effet ne doit-il pas être plus efficace encore dans les ovarites inflammatoires, et les engorgements actifs de ces organes. Du reste, posons en principe que les ovarites ne surgissent jamais que provoquées par une affection utérine préalable.

Mais en admettant que mon principe manque de justesse et je possède encore trop peu de faits pour le proposer sans contrôle, examinons un peu la voie que suit la nature pour débarrasser ces organes du molimen qui les envahit tous les mois. En effet, un ovule arrivé à terme veut sortir de son enveloppe, une petite tumeur survient à la surface de l'ovaire qui, irrité par ce jeu physiologique, appelle vers lui le liquide nécessaire à l'entretien du nouvel être qui va prendre vie dans le sein de la matrice ; mais voilà que l'ovule qui a déterminé tout ce travail ne rencontre pas l'aura vivifiant qui devait l'animer, et la matrice ouvre ses pores à cette surabondance de liquide nutritif qui est arrivé inutilement. C'est donc par la matrice que le dégorgement de ces organes, appelés à préparer les mystères d'une nouvelle organisation, doit s'effectuer. Eh bien, pourquoi ne suivrions-nous pas l'exemple que nous donne la nature prévoyante. Le dégorgement des ovaires par leur voie naturelle n'est-il pas bien plus rationnel qu'à travers les parois hypogastriques, alors même que la matrice, par une affection préalable, ne s'opposerait pas à leur guérison ? Du reste, là encore l'expérience est venue servir admirablement ma théorie.

QUINZIÈME OBSERVATION.

Engorgement inflammatoire d'un ovaire, coïncidant avec un engorgement chronique du col utérin; guérison par les émissions sanguines directes. Récidive de l'ovarite, coïncidant avec celle de l'engorgement du col.

Mme Armand, Grande-Rue des Batignolles, 21, âgée de 34 ans, ayant un enfant, douée d'une bonne constitution, était depuis dix-huit mois affectée de douleurs de reins, de pesanteurs dans les lombes, d'un écoulement vaginal très-abondant; à chaque époque menstruelle, tous ces symptômes augmentaient. Enfin, il y a huit mois environ, elle éprouva des coliques si violentes, tous ces symptômes cités plus haut augmentaient tellement, qu'elle fut obligée de se faire transporter à l'hospice; il parait qu'à la suite de ces coliques violentes, en même temps que ces douleurs qui correspondaient dans la partie droite de l'hypogastre et dans toute la cuisse du même côté, il survint une tumeur de la grosseur d'un œuf de poule, laquelle tumeur, extrêmement douloureuse, céda difficilement aux saignées générales et locales suivies d'emplâtres fondants; quoi qu'il en soit, depuis cette époque les règles ne reparurent plus.

Rentrée chez elle, la malade recourut aux soins de M. Marjolin qui, à chaque fois qu'elle se présenta à ses consultations, la cautérisa. Du reste, la tumeur ovarique reparaît un peu à chaque époque menstruelle et est accompagnée de tous les symptômes sus-énoncés, mais l'écoulement sanguin mensuel ne s'effectue pas. A l'une de ces époques, les souffrances étant devenues intolérables, je fus appelé par la malade; je la trouvai dans un état d'amaigrissement considérable, ne pouvant plus quitter le lit, la tumeur ovarique est, ainsi que je l'ai dit, extrêmement douloureuse. Le toucher vaginal me fait constater un engorgement du col utérin assez considérable, sans que le corps de l'organe participe à cette affection. L'inspection ne me fait constater aucune ulcération.

Repos au lit, diète, saignée du bras, quinze sangsues sur la tumeur, cataplasmes émollients. Quatre jours après, les sangsues sur la tumeur n'ont apporté dans le mal aucune modification, sinon qu'elle paraît moins douloureuse ; huit sangsues sur le col utérin. Le lendemain, elles saignaient encore lorsque quelques coliques légères furent suivies de l'apparition des règles, ce qui n'avait pas eu lieu depuis un mois ; le sang coula assez abondamment pendant quatre ou cinq jours et continua de fluer légèrement pendant six à sept autres jours, pendant lesquels la tumeur disparut entièrement.

Maintenant, faut-il attribuer ici l'engorgement douloureux de l'ovaire droit à l'engorgement du col utérin qui avait précédé le premier, puisque M. Marjolin cautérisait sans doute dans le but de le détruire ?... ou bien faut-il croire que ces deux affections étaient indépendantes l'une de l'autre ? Quoi qu'il en soit, lorsque je quittai la malade, l'engorgement utérin, quoique profondément modifié, n'était point entièrement disparu, et je conseillai à la malade beaucoup de prudence, prévoyant qu'il pourrait survenir une récidive, le mari s'opposant à ce que je renouvellasse l'application de sangsues; néanmoins, le bien-être se maintint pendant trois mois environ, pendant lesquels la malade reprit beaucoup d'embonpoint, mais la récidive ayant eu lieu, sans cependant cette fois que la tumeur se manifestât autrement que par un point douloureux à son ancienne place, je me hâtai d'explorer l'état du col utérin, que je trouvai aussi engorgé que la première fois. Une nouvelle application de sangsues, quoique mal faite, ayant amené la résolution du mal avec l'aide des moyens généraux, saignée générale et locale, je quittai encore une fois la malade en lui annonçant, comme la première fois, que le mal recommencerait parce que l'affection du col, regardée par moi comme cause déterminante, n'avait pas disparu.

En effet, trois mois après, ayant eu l'occasion de revoir cette femme, je sus d'elle que sa santé n'était point rétablie, et l'ayant touchée, je trouvai le col toujours fort engorgé et douloureux ; mais la malade me dit qu'elle avait été consulter M. Marjolin et que ce chirurgien lui avait dit qu'elle n'avait rien, ce qui la tranquillisait ; or, comme mon autorité ne pouvait combattre celle de ce professeur, je ne pus et ne voulus pas même entreprendre de convaincre cette malheureuse.

Cette observation m'a porté à croire que les engorgements inflammatoires du col utérin ont une grande influence sur les engorgements ovariques du même genre. C'est une question que je me propose d'éclaircir par des observations nouvelles. Du reste, voici ce qui m'est arrivé depuis que j'ai recueilli cette observation.

SEIZIÈME OBSERVATION.

Kiste hydropique de l'ovaire coïncidant avec une affection chronique de la lèvre antérieure du col utérin.

Mme Berthier, rue de la Tour, n° 2, à Passy, âgée de 50 ans, n'étant plus menstruée depuis quelques années, n'ayant jamais eu d'enfant, vint me consulter pour une tumeur qu'elle avait dans le côté droit de l'abdomen. Elle avait consulté précédemment M. le professeur Marjolin, qui lui avait dit qu'elle avait un kiste fibreux de l'ovaire à fluctuation obscure; je ne me rappelle pas qu'il ait diagnostiqué rien du côté de l'utérus.

Quoi qu'il en soit, je trouvai, en examinant cette dame, une tumeur de la grosseur d'une tête d'enfant, occupant la partie droite de l'hypogastre : la matrice, très-basse est de la grosseur d'un œuf de poule, mais dure et douloureuse; le col allongé présente à la face antérieure de la lèvre antérieure des nodosités allant se perdre dans la face antérieure du corps de l'organe, dont la sensibilité est extrême.

Cette dame à qui je devais donner mes soins en ayant été empêchée par les observations de M. Larcher, son médecin ordinaire, qui trouvait mon traitement téméraire et dangereux, s'en alla consulter depuis M. le professeur Chomel, qui lui assura que la matrice n'était pas malade. Dès-lors, elle crut devoir rester tranquille, et je ne l'ai plus revue.

Ici l'affection utérine qui, selon moi, malgré le diagnostic de M. Chomel, était grave et ancienne, était-elle cause ou effet de la tumeur enkistée de l'ovaire?... C'est une question difficile à résoudre et bien intéressante à étudier. Je ne possède que peu d'observations sur ce sujet, et elles sont trop obscures pour être invoquées en témoignage.

Toutefois, si l'on ne peut affirmer dans l'état actuel de la science que les affections ovariques soient toujours précédées d'affections utérines, l'on ne peut trouver que très-rationnelle l'idée d'attaquer les affections de ces organes par la voie que leur a fournie la nature pour accomplir leur jeu physiologique.

Je crois avoir passé en revue, dans cet opuscule, tous les cas où la méthode des émissions sanguines directes peut être utile et couronnée de succès. J'ai joint à mes assertions des faits, j'ai choisi parmi ceux qui se sont offerts à mon expérience les plus authentiques et les plus concluants. J'ose espérer que ce travail portera quelques fruits, et engagera quelques praticiens à méditer sur mes observations et sur l'état arriéré où se trouve l'étude des maladies des femmes. Comment le rationalisme médical, qui s'adapte si bien ici à la théorie des maladies des femmes, a-t-il laissé de côté cette branche si essentielle de l'art ?...

Je n'ai pas voulu parler ici des avantages que l'on peut retirer de la méthode des émissions directes dans le traitement des affections incurables, d'autres en ont parlé; et, d'ailleurs, mon intention n'a été que de prouver l'inocuité de cette méthode, réputée dangereuse par tous les praticiens qui ne la connaissent pas, pour rassurer ceux qui, comme moi, sont esclaves du rationalisme et qui doivent gémir de ne rencontrer que des prescriptions empiriques à opposer à la fréquence et à la gravité des maladies de la femme.

Je crois devoir terminer ce recueil d'observations par quelques réflexions sur le rôle que l'on a voulu assigner dans la thérapeutique à un médicament qui se retrouve quelquefois dans le traitement des maladies utérines : je veux parler du seigle ergoté.

On a beaucoup vanté les vertus hémostatiques de ce médicament. Je ne l'ai jamais employé que dans les affections utérines, je ne puis donc discuter sur la valeur de ses qualités hémostatiques, qui l'ont fait employer par certains praticiens même dans le but d'arrêter les hémorrhagies externes ayant pour cause des blessures par instruments tranchants.

Ayant eu bien souvent l'occasion d'employer ce médicament contre des hémorrhagies utérines, j'ai remarqué que son efficacité ne se manifeste que par les contractions qu'il imprime aux tissus relâchés de l'utérus, et non aux bouches exhalantes des vaisseaux qui fournissent l'hémorrhagie.

Cela étant posé, convient-il d'administrer ce médicament dans toutes les hémorrhagies utérines, ou plutôt son action sera-t-elle efficace dans tous les genres d'hémorrhagie de cet organe? De plus, conviendra-t-il de l'administrer à une dose plutôt qu'à une autre? Voici ce que l'expérience et l'observation m'ont appris à ce sujet.

Si le seigle ergoté agit sur l'utérus en provoquant la contraction de ses tissus, il agit nécessairement comme irritant et ne peut convenir que dans les hémorragies passives ; mais toutes les fois que l'hémorrhagie sera provoquée par une affection inflammatoire de l'utérus, le seigle ergoté tendra à augmenter l'irritation de l'organe contre lequel sera dirigée son action.

Le seigle ergoté doit-être administré à haute dose parce que la contraction qu'il doit déterminer, dans le but d'arrêter une hémorrhagie, doit être permanente, si on veut qu'elle soit efficace; à petites doses, le seigle ergoté agit sur la matrice comme excitant et en titillant en quelque sorte son tissu ; son action est plutôt susceptible de déterminer une hémorrhagie que de l'arrêter. C'est ainsi, du reste, que je l'emploie, conjointement avec les ferrugineux, dans les atonies de la matrice, et que j'en obtiens des résultats très-rapides dans les chloroses et les aménorrhées. J'ai fait composer chez M. Sampso, 40, rue Rambuteau, des pilules martiales qui ont une supériorité incontestable sur toutes les autres préparations de ce genre. Car les aménorrhées n'ont jamais lieu sans qu'il y ait un certain embarras dans les tissus parenchymateux de l'utérus ; or, qu'arrive-t-il par l'administration des ferrugineux ? Tous les praticiens savent que ces médicaments n'ont aucune action directe sur l'utérus, et qu'ils ne déterminent secondairement le flux menstruel que par la tonification qu'ils impriment aux organes digestifs. Mais comme le rôle que joue l'utérus dans l'économie est tout-à-fait secondaire, il arrive assez souvent que cet organe, qui n'a point été préparé aux fonctions qu'il est appelé à remplir de nouveau, ou se refuse au flux congestionnel qui le sollicite, à cause des fluides qui l'engorgent déjà, ou bien ses tissus se trouvent sans énergie contre le torrent qui vient l'envahir. Aussi les émménagogues font-ils plus souvent arriver des accidents qu'ils ne parent aux inconvénients d'une menstruation irrégulière. Le seigle ergoté, ainsi uni aux ferrugineux, a donc l'avantage de préparer les tissus utérins aux fonctions menstruelles en leur communiquant l'énergie nécessaire pour résister à un envahissement trop brusque ou trop considérable.

ERRATA.

Page 35, ligne 5, au lieu de *son investigation*, lisez *leur investigation*.

— 62, — 13, au lieu de *engagé*, lisez *engorgé*.

— 62, — 15, au lieu de *le ventre*, lisez *la vulve*.

— 106, — 5, au lieu de *un mois*, lisez *huit mois*.

www.ingramcontent.com/pod-product-compliance
Ingram Content Group UK Ltd.
Pitfield, Milton Keynes, MK11 3LW, UK
UKHW020324250726
13967UKWH00004B/1837

9 782013 039864